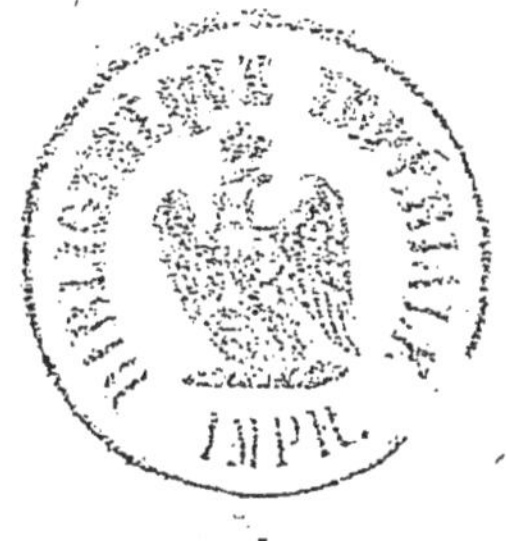

CONSIDÉRATIONS

PHYSIOLOGICO-PATHOLOGIQUES

SUR LE

SYSTÈME DENTAIRE.

Adam d'Aubers, imprimeur à Douai.

CONSIDÉRATIONS

PHYSIOLOGICO-PATHOLOGIQUES

SUR LE

SYSTÈME DENTAIRE,

PAR JOHN MALLAN,

CHEVALIER DE PLUSIEURS ORDRES,
CHIRURGIEN-DENTISTE, MEMBRE CORRESPONDANT DE LA SOCIÉTÉ MÉDICO-CHIRURGICALE DE BRUGES, DE LA SOCIÉTÉ DES SCIENCES NATURELLES DE LA MÊME VILLE.

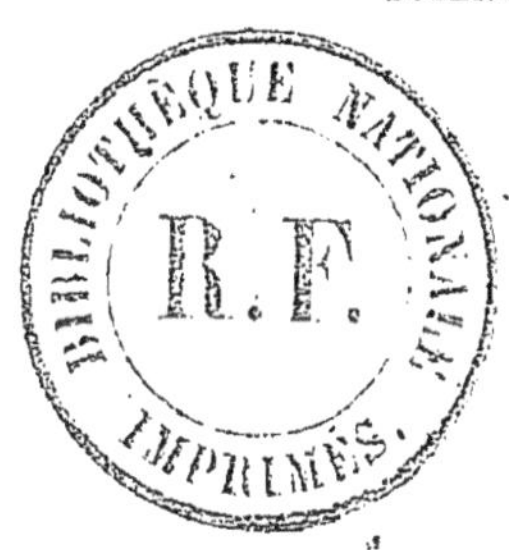

PARIS,
CHEZ L'AUTEUR, 28, RUE DU LUXEMBOURG,
Près de la Madeleine,
ET CHEZ TOUS LES LIBRAIRES DE PROVINCE.

1847.

HISTORIQUE

DE LA

CHIRURGIE-DENTAIRE.

C'est vers la fin du dernier siècle que cette science a véritablement commencé à progresser, surtout sous le point de vue mécanique ; non point qu'elle fût inconnue comme science, l'étude en remonte bien haut au contraire, et prouve qu'on s'en est beaucoup occupé dans l'antiquité, et qu'alors on se servait de moyens et d'instruments encore aujourd'hui en usage.

C'est Esculape III qui, au rapport des écrivains, aurait, le premier, essayé d'arracher des dents, et l'instrument en plomb dont il se servait s'appelait *Odontagogon*, selon Cælius Aurelianus.

Hippocrate, son successeur, qui jeta de si grandes lumières sur l'art de guérir, s'occupa également des maladies dentaires. On voit, dans ses œuvres, qu'il a suivi avec soin la marche de la dentition, depuis sa formation jusqu'à son déclin naturel ou violent. Il avait d'abord remarqué que les dents se développaient plus aisément en hiver qu'en toute autre saison ; que les enfants d'un tempérament nerveux, comme ceux qui dormaient beaucoup pendant la formation des dents, étaient plus sujets aux convulsions que les autres. Les dents gâtées, dit-il encore, provoquent beaucoup de maladies, et le meilleur remède contre elles est leur extraction. Les boissons trop froides, comme certaines influences atmosphériques, ont une action nuisible, selon lui, sur la denture. Il dit encore que certaines ulcérations de la langue sont causées par les dents ébréchées et tranchantes, et le gonflement des gencives il l'attribue au tartre. Aussi arrachait-il les dents qui en étaient chargées. Il se bornait à fixer les dents vacillantes aux dents voisines avec un fil d'or ou de soie, et lorsqu'elles s'étaient raffermies dans les gencives, il les cautérisait.

L'usage de fixer les dents ébranlées avait été pratiqué même avant Hippocrate. La loi des douze tables le prouve, car elle ordonnait que l'or qui se trouverait attaché aux dents des morts serait enterré avec eux.

Les Grecs et les Romains connaissaient également les dents artificielles d'or ou d'ivoire, dont ne se servaient cependant que les femmes ou les hommes efféminés, et qui furent l'objet des railleries des poètes satyriques (1).

Celse, qui vivait trois siècles après Hippocrate, s'occupa aussi des maladies des dents, et fit faire de notables progrès à cette science. Il a indiqué un grand nombre de remèdes contre ce mal, qu'il considère comme un des plus grands maux de l'humanité. Les principaux consistent dans une diète rigoureuse et des fumigations émollientes. Il appliquait un vésicatoire entre les épaules, si la dent affectée se trouvait dans la mâchoire supérieure, et sur la poitrine si elle était dans la mâchoire

(1) Dentibus atque comis, nec te pudet, uteris emptis;
Quid facies oculo, Laelia ? — non emitur.
Martial, Epig. XXIII, lib. 12.

inférieure. Il espérait, par ce moyen, faire tomber en morceaux la dent attaquée, l'extraction n'étant pour lui qu'une dernière ressource à laquelle il lui répugnait de recourir. Il affermissait les dents ébranlées en cautérisant les gencives et les humectant ensuite de miel. Les dents pointues et cariées, il les limait.

Scribonius admet la présence de vers dans les dents, et prescrit des fumigations pour détruire ces insectes; c'est lui qui parle le premier de *cure-dents*, et Discoride (A. D^{50}.) conseille de faire cet instrument en mastic, en bois ou avec des plumes. Pline, Martial et autres parlent de son usage. Archigine, chirurgien de Rome, fut, dit-on, l'inventeur d'un petit trépan pour percer les dents, dans les cas où les remèdes habituels seraient sans soulagement, et que la dent, par une apparence de santé, ne nécessiterait pas l'extraction.

Galien a aussi fait faire des progrès à l'art du dentiste par ses recherches laborieuses. Il avait remarqué, dans les maux de dents dont il avait souffert, que tantôt le mal est dans la dent et tantôt dans la gencive; un jour qu'un dentiste ne pouvant lui arracher une dent, parvint à l'ébranler seulement, la douleur cessa immédiatement, et cette dent fit encore ses fonctions pendant cinq ans. Il décrit parfaitement le mécanisme de la bouche, et prétend que les dents se nourrissent en remplissant leurs fonctions. Cette nourriture est, selon lui, insuffisante ou trop abondante. Son remède favori pour les maux de dents était la *racine de pourpier* mâchée ou en décoction ; pour l'inflammation des gencives il avait recours à l'*oleum lentiscinum recens* infusé à chaud ; il avait des moyens pour faire tomber les dents sans douleur; pour les dents cariées, il recourait souvent à la cautérisation.

Paul d'Égine (A. D. 636), qui pratiquait à Rome et à

Alexandrie dans le VIIe siècle, envisagea ce sujet sous des points de vue fort étendus. Il ordonnait à ses malades d'éviter les indigestions et les obstructions qui causent la carie des dents, de se rincer la bouche après chaque repas, de ne jamais manger des figues sèches ou toutes choses trop froides. Il démontra le tort occasionné à l'émail par l'habitude de mordre des substances dures. Il a établi une distinction entre l'*epulis* qu'il décrit comme une tumeur qui s'élève du dessus des dents, et le *parulis* qui est un petit abcès des gencives.

L'utilité de boucher les cavités des dents avec de l'or, du plomb, ou toute autre substance, est une invention de l'antiquité, quoique l'époque où l'on a commencé à s'en servir ne soit pas connue.

Mohammet Arrassi, dentiste arabe, remplissait les cavités des dents cariées avec une composition de mastic et d'alun, puis il frottait les dents avec du poivre et de la noix de galle pulvérisée. Pour affermir les dents ébranlées, il ordonnait des applications stringentes. Dans les cas d'odontalgie rebelle, lorsque les remèdes ordinaires, tels que l'huile de rose, la racine de pariétaire, l'opium, les sangsues aux gencives, n'avaient produit aucun soulagement, il touchait la racine de la dent avec la pierre à cautère, puis il cherchait à la faire tomber par le moyen de certains spécifiques.

Un autre remède employé par les chirurgiens arabes de cette époque était la destruction du *nerf* de la dent, à l'aide d'une aiguille rougie qu'ils introduisaient dans un petit tube métallique.

La croissance incessante des dents est une doctrine émise par Avicenne, célèbre praticien du Xe siècle, qui publia un ouvrage sur l'anatomie et la physiologie des dents. Plusieurs avis importants sont donnés dans cet ouvrage sur l'usage des poudres pour les dents et des narcotiques comme remède pour l'*odontalgie*. Il recommande de percer les dents cariées, tant pour débarrasser le malade de la présence d'une prétendue accumulation d'humeurs, que pour faciliter l'emploi des remèdes.

Les engorgements fistuleux des gencives étaient traités par les chirurgiens de cette époque avec la pierre à cautère, et ils ne ménageaient pas la lancette dans le cas d'excroissance charnue des gencives ou des lèvres. Voici d'ailleurs la manière de déraciner une dent : on scarifiait d'abord les gencives, ensuite on appliquait le spécifique avec beaucoup de précaution sur la racine de la dent malade, de manière à ne pas toucher aux autres dents, que l'on protégeait en les couvrant jusqu'à l'ébranlement parfait de la dent dont on voulait provoquer la chute.

Nous trouvons en général que la chirurgie dentaire de cette époque était entachée d'absurdités, et d'une vénération superstitieuse pour les remèdes domestiques, si communs dans le moyen-âge.

Prenez de la graisse de grenouille verte, frottez-en la dent, elle ne tardera pas à tomber, dit le sage Gaddesden. Arculanus, le premier écrivain qui ait parlé de l'usage des feuilles d'or pour boucher les dents cariées, dit gravement qu'en faisant cette opération il faut avoir égard au tempérament du malade, et que les ingrédients doivent être chauds, s'il est d'un tempérament froid, et *vice versâ*.

L'effet du mercure sur les dents a été observé dans le XVIe siècle. A peu près à la même époque, les recherches laborieuses du célèbre Vésale firent naître l'anatomie, et ce fut un nouveau règne pour la chirurgie.

Antonio Benvenuti, médecin de Florence, avait déjà démontré la nécessité d'abandonner les théories des Arabes, et de ne s'appliquer qu'à l'étude de la nature. Les personnes célèbres de cette époque reçurent cette innovation avec enthousiasme ; elle jeta une nouvelle lumière, qui bientôt s'étendit sur toutes les branches de la chirurgie. Les dents et les gencives eurent leur part des méditations profondes des savants, car nous voyons Vésale reconnaître que dans les cas de dentition difficile, la nature peut être aidée en faisant des incisions aux gencives. Il paraît qu'il coupait jusqu'à la dent. Cette opération lui fut faite à l'âge de 26 ans. La friction de la mâchoire avec la térébenthine était aussi ordonnée comme facilitant la saillie des dents, et remplaçait les remèdes dégoûtants naguère en usage, tels que l'huile, la graisse de divers animaux, la cervelle de lièvre, le lait de chienne, etc. Les amateurs de sciences abstraites trouveront dans les écrits de cet auteur des matières très-intéressantes sur les dents. (*De humani corporis fabrica.* Venetiis, 1567.)

Aux découvertes intéressantes de Vésale en anatomie, ont succédé celles de l'illustre Ambroise Paré, dont la France est si justement orgueilleuse. Il a immortalisé son nom en transmettant à la postérité les résultats de sa propre expérience. Ses ouvrages contiennent aussi des remarques importantes sur les dents ; il raconte qu'une dame se fit arracher une dent, qui fut immédiatement remplacée par une autre fraîchement extraite de la mâchoire d'une de ses domestiques.

Ce praticien cherchait à préserver les dents creuses par l'application du *ol. de calcantho*, de l'*aqua chimistarum* et la cautérisation. Il était tellement prudent dans les soins qu'il prenait à ne pas détériorer les dents voisines de celle qui était gâtée, qu'il la limait graduellement, afin de l'isoler des autres. Quelques instruments de son invention ont beaucoup de ressemblance avec ceux en usage aujourd'hui, et il donne des avis sur les précautions à prendre par ceux qui s'en servent, afin d'éviter le danger d'arracher trois dents au lieu d'une (1).

Fabricius ab Aquapendente n'ignorait pas quels étaient les remèdes pour un palais défectueux ; car, lorsque l'os du palais se trouve rongé par la carie, il recommande l'opilation avec de l'éponge et du coton, ou bien avec une plaque en argent.

Dupont (A. D. 1633) était d'avis que le remède le plus efficace contre les maux de dents rebelles, consistait dans l'arrachement de la dent malade et qu'il fallait la remettre immédiatement en place ; il est d'avis qu'une dent ainsi replacée se fixe très-solidement, et qu'elle n'est plus le siége d'aucune douleur. Pomaret a confirmé cette observation.

Rivière et autres appliquaient leurs remèdes aux oreilles ; ils employaient l'huile d'amandes douces, du vinaigre chaud, une décoction de sandaraque dans du vin et du vinaigre, la vapeur produite par la décoction de l'*origanum*. Lorsque la maladie était opiniâtre, ils avaient recours aux narcotiques. Dans les cas de carie, les nerfs étaient détruits par le moyen de l'acide nitrique, de l'acide sulfurique, ou par tout autre agent de cautérisation ; les applications répétées faisaient tomber la dent gâtée. Les vers étaient détruits en mâchant des drogues amères. Pour nettoyer les dents, lorsqu'elles étaient bien décolorées, l'éther sulfurique était employé ; pour usage ordinaire et comme dentifrice, les cendres de tabac étaient recommandées ainsi que le sel, et des poudres dont l'alun formait le principal ingrédient.

Au milieu du XVIIe siècle, Nathaniel Highmore, d'Ox-

(1) Ambroise Paré a été successivement le chirurgien de quatre rois de France, et sa réputation était tellement populaire, qu'il lui dut la vie lors du massacre des Huguenots. Charles IX le protégea particulièrement, et les historiens de son temps ont rendu hommage à son talent éminent.

ford, publia la première description raisonnée sur le sinus maxillaire (1) qui, comme on sait, est appelé en honneur de son nom *antre d'Highmore.* Cette découverte pourrait peut-être, en considération de ses rapports avec l'état actuel de la chirurgie dentaire, avoir le droit de réclamer la haute importance qu'elle mérite, pour avoir fourni à l'art les moyens de découvrir la cause d'affections qui paraissent avoir leur siége dans les dents, et qui avaient auparavant échappé aux investigations et au savoir des médecins. Highmore raconte un fait arrivé à une dame qui souffrait de douleurs aiguës, depuis nombre d'années, et à qui l'on avait arraché presque toutes les dents, sans pouvoir la soulager, lorsqu'en arrachant la dent canine du côté gauche, le sinus ayant été accidentellement ouvert par une lésion de la *lamelle* qui le sépare de l'alvéole, un écoulement abondant de sérosité eut lieu (2).

Ruysch mentionne quelques cas de *polypes* de cette cavité, mais c'est à Cooper que les gens de l'art sont redevables des détails circonstanciés et parfaits que nous avons sur ces maladies. Il recommande de pratiquer la perforation de l'*alvéole* de la première *molaire* (3), de préférence à l'opération du trépan qui a été employée par Molinetti.

Ruysch observe que, lorsque les dents ont été arrachées ou sont tombées naturellement, l'alvéole s'efface et disparaît entièrement. Il dit que l'oblitération de l'al-

(1) Une grande cavité dans le centre de chaque os maxillaire supérieur qui s'étend depuis l'orbite jusqu'au sommet de la bouche.

(2) On peut consulter pour les maladies du sinus maxillaire le beau travail publié par M. Heyen, dans le *Bulletin médical belge*, publié sous la direction de M. le docteur Cunier, février et mars 1841.

(3) Méibomius a été le premier néanmoins qui ait suggéré l'idée d'extraire une dent, afin de donner issue au pus accumulé.

véole a lieu quelquefois avant la chute des dents ; elles sont alors faiblement retenues par une concrétion osseuse à la mâchoire, par les gencives et par leur *périoste*. L'on envisage cela ordinairement comme un effet du scorbut, et l'on fait usage d'astringents , mais c'est en vain ; une des autres causes est le tartre.

Pierre Dionis, chirurgien français, publia, en 1696 et 1716 , quelques ouvrages sur l'anatomie et les opérations chirurgicales qui démontrent qu'on commençait à s'intéresser alors aux progrès de la chirurgie dentaire. Cet auteur entre dans de longs détails sur des opérations qui aujourd'hui sont du ressort exclusif du dentiste, et ses observations sont aussi justes que précieuses. Il blâme l'habitude trop commune que l'on a , pour la moindre douleur, de se faire arracher une ou plusieurs dents, et il énumère les causes qui peuvent seules justifier cette opération. Cet auteur donne aussi la description des divers instruments dont se servaient les dentistes de son temps.

Les détails qui précèdent, donnent une juste idée de ce qu'était la chirurgie dentaire depuis les temps les plus reculés jusqu'au commencement du XVIIIe siècle. Comme nous approchons maintenant d'une époque plus connue, et dans laquelle notre art a marché à grands pas et a pris place parmi les sciences médicales, sans entrer dans de longs détails sur les nombreux ouvrages scientifiques qui ont paru depuis le siècle dernier, je vais examiner succinctement quelques-uns des plus remarquables.

L'on ne peut mettre en doute que c'est à l'industrie ingénieuse et persévérante des dentistes et chirurgiens français que sont dues, en grande partie, les perfections modernes. Pierre Fauchard, qui publia son *chirurgien-dentiste* en 1728, occupe , par son talent, la première place parmi les auteurs et praticiens de son pays. Il blâme l'habitude qu'on avait d'étendre le malade par terre pour lui faire l'opération, et recommande l'usage d'un fauteuil ou d'un lit. Il nous apprend que la dent de lait ne doit jamais être arrachée avant d'être ébranlée ou gâtée ; dans les derniers cas, l'extraction doit être faite immédiatement, parce que l'os maxillaire, étant très-délicat dans l'enfance, est susceptible d'être lésé, et le germe de la seconde dent pourrait en souffrir et même être entièrement détruit. Fauchard déplace l'épulide avec des instruments spécialement adoptés pour cet objet. Si, après l'extirpation de la dent, une autre se montrait, il la détruisait par des cautérisations réitérées. Les excroissances qui tendaient à s'ossifier, il les ébranlait et les enlevait avec une scie, un ciseau ou une pince.

Cet auteur a traité plusieurs cas de carie, en replaçant les dents aussitôt après l'extraction, et en les attachant aux dents voisines avec des fils de métal ; il retardait le tamponnement jusqu'à ce qu'elles eussent été fixées solidement. Les dents redevenaient alors, selon lui, aussi solides qu'auparavant. Il à employé aussi avec succès un instrument nommé *pélican,* qui était alors fort en usage, et qui donnait de la régularité à deux dents inégalement placées, qu'il retenait dans leur position au moyen du fil de métal. Il fit souvent cette opération avec succès.

Fauchard a mentionné plusieurs cas de maux de tête, guéris par l'extraction de dents cariées. Il rangeait les maladies accidentelles, ayant des rapports avec les dents, en trois classes : celles qui émanent de causes externes ; celles qui attaquent cette partie de la dent qui se trouve enfermée dans l'alvéole et la gencive, et enfin celles que les dents occasionnent par sympathie.

Pour remplir les dents gâtées, Fauchard préférait

l'étain fin. Pour les dents artificielles, il pensait que la meilleure matière était celle de l'hippopotame, lorsque l'on ne pouvait pas se procurer des dents humaines ; il employait aussi les dents de bœufs, de chevaux et de mules (1).

A l'époque où il écrivait son ouvrage, les anatomistes n'étaient pas d'accord sur la nature de la transformation des dents temporaires en dents permanentes. Quelques auteurs ont prétendu que les dents de lait n'avaient point de racines, et cette opinion paraît avoir été générale, puisque l'on ignorait que cela était causé par l'absorption, et qu'en disséquant on devait les trouver sans fourchons.

Fauchard combattit cette théorie ; il prétendit que les germes du ratelier des adultes étaient placés sous les dents temporaires, qu'ils étaient souvent trouvés sous les dents *molaires*, et que la seconde croissance de ces dents n'était pas rare. Il avait vu des dents qui paraissaient avoir eu différentes racines à la fois, puisque l'on pouvait trouver des signes de division dans toute leur longueur. Il était convaincu que les cavités alvéolaires s'affaissaient par l'âge ; il attribue cette longueur des dents à ce qu'elles n'avaient point d'*antagonistes*, et à ce que la dent, ne trouvant pas de résistance du côté opposé, pouvait se développer au-delà de sa longueur ordinaire.

Gérauldy a avancé que le germe de la seconde dent chassait la dent de lait. Bunon affirme que la destruction des racines des premières dents est la cause de leur chute. D'autres ont cherché cette cause dans l'extension

(1) Voyez le *Chirurgien-dentiste* (2 vol., Paris, 1728, 1746, 1786). On y trouve la description de plusieurs rateliers simples ou doubles, de dents artificielles ingénieusement imaginées, ainsi que de l'obturateur ou palais en or ou en argent.

des mâchoires, qui naturellement a lieu en raison de l'accroissement du corps.

Lécluse, dans son *Traité utile au public* (Nancy, 1750), décrit le germe de chaque dent comme étant renfermé dans une espèce de vessie ou *membrane* qui est tendre et poreuse et extrêmement vasculaire. Ce germe existe à l'extrémité et à la surface extérieure de la membrane, où il trouve un fluide qui se durcit et forme l'émail. Cela est plus manifeste à mesure que la dent pousse. Cette *poche membraneuse* diminue de volume en proportions égales, et à la longue il n'y a plus que l'espace nécessaire au nerf et aux vaisseaux sanguins de la dent.

Contre les opinions de Martin, Gérauldy, Bunon et Fauchard, cet auteur soutient qu'à force de recherches anatomiques souvent répétées, il a trouvé une lamelle tendre et osseuse entre les fourchons des dents de lait et les gencives du ratelier permanent, qu'il croit produite par un élargissement graduel, par la perte vitale, et enfin par l'expulsion des dents temporaires. Il pense aussi que la friction occasionnée par l'ébranlement de ces dernières peut contribuer à produire cet effet. Les excellents ouvrages de Plaff (1), Bourdet, Jourdain et autres, que je me contente seulement de nommer, ont contribué, à leur tour, à enrichir cette intéressante science.

Bunon signale une affection des dents, pour laquelle il réclame le mérite de la découverte : il la nomme *érosion*; dans cette maladie l'émail est détruit, même avant que les dents aient percé les gencives, tandis que la corrosion

(1) Cet auteur nous apprend que les dents artificielles étaient faites autrefois avec de l'argent et du nacre de perle, ensuite avec de l'ivoire ou de la corne de bœuf. Dans un temps plus récent, on les faisait avec du cuivre couvert d'un émail délicat, mais plus souvent avec des dents d'hippopotame. Philip Plaff, *Abhandlung von den Zaehnen des menschlichen Koerpers und deren krankheiten*. Berlin, 1786.

et la carie n'ont lieu qu'après qu'elles ont percé. Il pense que cette *érosion* peut être provoquée par la fièvre scarlatine, la petite-vérole, le scorbut et les fièvres inflammatoires pendant la dentition. Cette érosion, selon lui, occasionne la carie, et peut être la source de toutes les affections des dents.

A peu près à cette époque, l'aimant fut pour la première fois employé par Feske comme un remède contre l'odontalgie. Son efficacité a été admise par quelques gens de l'art, mais ils ont reconnu que la douleur revient avec plus de violence après que l'on en a fait usage. Parch attribue cet effet à sa froideur, et s'il est échauffé, même dans la main, il perd son action. C'est d'après ce principe qu'on peut lui attribuer ses bons et mauvais effets.

Les opinions du célèbre Hunter, relativement à l'absence de la circulation dans les parties osseuses des dents, ainsi que dans l'émail, sont tellement connues en Angleterre, qu'il n'est pas nécessaire d'entrer dans des détails à ce sujet ; elles furent bientôt et si bien combattues par Simmons et autres auteurs, qu'il est démontré maintenant qu'elles sont erronées.

En 1778 parut un volumineux ouvrage de Jourdain sur les maladies de la bouche (1), qui contient beaucoup de matières intéressantes et importantes tant sur les maladies de l'antre d'Highmore que sur les fistules *épulides, parulides, spongieuses* et les excroissances. Quelques-unes de ses opinions furent repoussées par le classique Richter, qui essaya toutes sortes d'opérations pour ouvrir l'antre ou pour y pousser des injections, et qui a trouvé que la méthode de Jourdain, de chercher à

(1) *Traité des maladies et des opérations réellement chirurgicales de la bouche*. Paris, 1778, 2 vol.

les faire par l'ouverture naturelle, est trop difficile, et en conséquence rarement efficace. Serre met aussi en doute quelques-unes de ses notions sur d'autres sujets.

Les lumières que jetèrent les docteurs Fothergill et Pujol, sur le tic douloureux (1), ont rendu un service essentiel aux dentistes. Pujol affirme que cette affection est le *spasmus flatulentus*, et que la cause qui y prédispose est un *éréthisme* nerveux, et la présence d'un fluide âcre, qui peut être d'une nature goutteuse, scorbutique ou catarrhale. L'auteur a plus de confiance dans l'électricité et autres remèdes, que dans la division du nerf qu'il trouve très-incertaine dans ses effets.

Willich a mentionné le cas très-remarquable d'une dame qui jusqu'à l'âge de 40 ans n'avait pas été réglée, quoiqu'elle eût été mère deux fois. A cet âge, on lui arracha une dent cariée dont l'alvéole saigna pendant une heure, et continua de saigner périodiquement chaque mois pendant huit années consécutives. De pareilles hémorrhagies, qui semblent remplacer les *menstrues*, ont été mentionnées depuis long-temps par les professeurs Huerrius, Rhodius, Jean Haller et autres.

Leidenfrort parle d'un cas aussi étonnant ; celui d'une femme âgée de 80 ans, dont les dents étaient devenues si molles et poussaient avec une telle rapidité, que l'on était obligé de les lui couper très-souvent.

Le XVIIIe siècle n'était pas sans ses remèdes secrets et ses sortilèges, comme il en existait dans les temps d'ignorance et de superstition les plus reculés.

Dans l'année 1794, Ranieri Gerbi recommandait comme spécifique contre les cas les plus graves d'odontalgie le curculis antiodontalgicus, que l'on trouve dans les

(1) Cette maladie était, dit-on, connue par André, chirurgien de Paris, en 1756. C'est lui qui lui donne cette désignation.

fleurs *carduus spinosissimus* ; quatorze ou quinze *larves* devaient être prises et successivement écrasées entre l'index et le pouce et la friction continuée jusqu'à ce que l'humidité ait été absorbée, ensuite on devait appliquer le doigt et le pouce sur la dent malade. Lorsque ce remède est efficace, il produit un soulagement presqu'immédiat et la douleur disparaît dans quelques minutes. Gerbi a éprouvé l'efficacité de ce remède dans 609 cas. Le doigt et le pouce conservent, comme par une puissance miraculeuse, leur faculté de guérison pendant une année entière. D'autres insectes possèdent, dit-on, le même effet dans l'odontalgie, par exemple le *curculis jaccae*, le *carabus chrysocephalus*, le *curculis bacchus*, le *cynips rosarum* et plusieurs autres (1).

En 1797, nous trouvons que Dubois de Chemant annonce l'invention d'une pâte minérale pour faire des dents artificielles, qu'il disait être préférable à celles de toutes les matières animales, sans en excepter les dents humaines. Il ne communiqua son secret à qui que ce fût. Cependant le mérite de cette invention fut réclamée par Duchateau, un pharmacien français. En 1808, Fouzi, dentiste parisien, obtint une médaille d'encouragement pour ses dents terro-métalliques indestructibles, auxquelles il donna la semi-transparence naturelle, qu'il réussit à obtenir en employant le platine. Maury a per-

(1) En parlant de ces remèdes, le docteur Carabelli fait remarquer qu'il est arrivé pour ces spécifiques la même chose que pour tous les autres remèdes que l'on offre comme nouveaux ; c'est-à-dire qu'il fut prouvé qu'ils étaient déjà connus. La preuve se trouve dans le passage suivant de Don Parnetty. (Histoire d'un voyage aux îles Malouines, fait en 1763 et 1764), dans lequel l'auteur dit que parmi les recettes que lui donnèrent les Cordeliers de Montevidéo était la suivante : tirer de la tête d'un chardon à bonnetier ou de cardeur (dipsacus tullonum) un vers que l'on y trouve presque toujours quand il est mûr, roulez ce vers entre le pouce et l'index en le serrant tout doucement jusqu'à ce qu'il soit mort de langueur ; l'un ou l'autre de ces doigts, appliqués sur la dent, auront au moins pendant un an la propriété de guérir la douleur.

fectionné ce produit et poussé la pâte métallique à un haut degré d'amélioration, en coloriant l'émail de manière à imiter parfaitement les gencives. Il publia un ouvrage détaillé sur tout son système et fit connaître en même temps divers perfectionnements dans les instruments de chirurgie (1). Son *Manuel des dentistes*, joint aux ouvrages d'Audibran et de Delabarre, peuvent être consultés avec avantage par ceux de mes lecteurs qui auraient le désir de pénétrer plus avant dans les détails de l'art.

Dans le récit succint qui précède, il ne m'a pas paru convenable de faire de plus longues observations sur les inventions et les perfectionnements progressifs, ni sur les instruments qui appartiennent à notre art et qui sont arrivés à un si haut degré de perfection. Je n'ai pas cru nécessaire non plus de mentionner ici toutes les opinions des écrivains modernes, qui sont en quelque sorte l'expression du système en pratique aujourd'hui.

(1) Les ouvrages dont il est question, sont : Maury, *Manuel du dentiste pour l'application des dents artificielles*, etc. Paris, 1820. Audibran, *Traité historique et pratique sur les dents artificielles*, Paris, 1821. Delabarre, *Traité de la partie mécanique*, Paris, 1820.

DE LA STRUCTURE GÉNÉRALE DES DENTS.

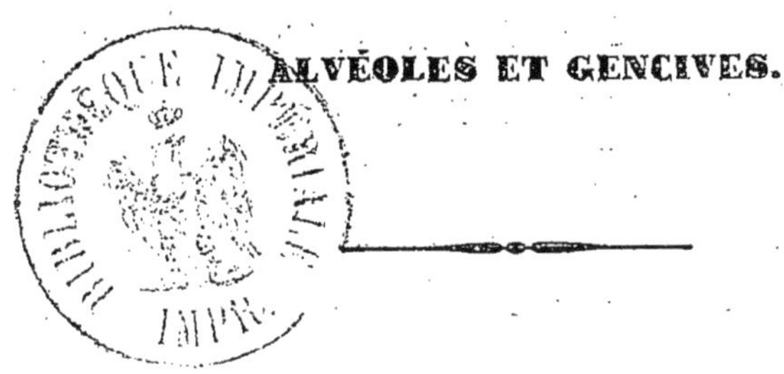

ALVÉOLES ET GENCIVES.

Selon le but que j'ai mentionné dans la préface, et qui est de rendre ce petit traité utile à la majorité des lecteurs, je vais commencer à donner des détails concis sur les *dents*, leurs *alvéoles* et les gencives.

La dent consiste en deux parties, savoir : le corps ou la couronne qui se présente au-dessus de la gencive, et la racine ou fourchure marquée par une dentelure circulaire qui se nomme le collet de la dent. Elle est composée de deux substances : l'émail, que l'on appelle aussi *cortex* ou partie vitreuse, et la partie osseuse du corps qu'entoure l'émail et le fourchon. L'émail est une substance compacte et extrêmement dure, adhérente aux dents, mais qui ne s'étend pas au-delà de la couronne. La nature ne fournit que ce qui est exactement nécessaire, et rien de plus; car la dent est plus épaisse dans les parties les plus exposées au frottement, telles que les coins tranchants et les surfaces broyantes; elle diminue graduellement jusqu'au cou, où elle devient presqu'imperceptible et elle se confond avec la gencive. En examinant de très-près l'émail cassé, on le trouve composé de fibres, stries, ou cristaux, comme le désigne M. Bell, arrangés de manière à former des rayons autour de la dent, les extrémités intérieures s'appuyant contre la substance osseuse et les extérieures s'unissant pour composer la surface. Leurs coins conséquemment se trouvent parallèles et acquièrent par cette distribution un degré de force qu'il serait impossible d'obtenir par tout autre arrangement.

La partie osseuse d'une dent ressemble, par sa substance aux autres os, mais elle est plus dure et plus compacte, et possède un moindre degré de vitalité. L'on sait maintenant à n'en plus douter que cette partie de la dent a ses artères, ses veines et ses nerfs, et il y a tout lieu de croire qu'elle n'est pas dépourvue de vaisseaux lymphatiques.

Les vaisseaux entrent par un petit orifice à la pointe de la fourche, qui s'élargit en une cavité ou conduit, occupant le centre de la dent (1). Les dents avec deux ou plusieurs fourchons, ont ce canal qui s'étend généralement de manière que la cavité de chaque dent ressemble à son extérieur. Elle est remplie d'une substance molle dans laquelle les vaisseaux se divisent, et d'où ils donnent à la substance osseuse sa nourriture et sa sensibilité.

Les fourchons des dents sont couverts, comme tous les os, par un périoste; tous les os doivent leur solidité et leur dureté caractéristique à la présence du phosphate de chaux qui entre en grande partie dans la composition de l'émail et de la partie osseuse de la dent. Ces organes ont été analysés par plusieurs chimistes célèbres, et quoiqu'il y ait quelques différences dans les résultats, ils sont d'accord sur les points principaux. Voici l'analyse de Berzélius, citée par M. Thomas Bell, et une autre de Morichini.

(1) Chez les personnes âgées, cet orifice est quelquefois effacé et la dent perd sa vitalité. Un effet semblable est ordinairement produit par la rupture d'un vaisseau, par l'extraction partielle ou entière de la dent.

ANALYSE DE L'ÉMAIL PAR BERZÉLIUS.

Phosphate de chaux.	85,3
Fluate de chaux	3,2
Carbonate de chaux.	8,0
Phosphate de magnésie.	1,5
Soude et muriate de soude. . .	1,0
Matière animale et eau. . . .	1,0
	100,0

ANALYSE DE L'ÉMAIL PAR MORICHINI.

Matière animale	0,30
Terre calcaire.	0,33
Terre argileuse.	0,05
Talc (talkerde).	0,09
Acide fluorique et phosphorique.	0,22
Acide carbonique.	0,01
	1,00

ANALYSE DE L'OS DES DENTS PAR BERZÉLIUS.

Phosphate de chaux.	62,0
Fluate de chaux	2,0
Carbonate de chaux.	5,6
Soude et muriate de soude. . .	1,4
Phosphate de magnésie.	1,0
Gélatine et eau.	28,0
	100,0

Les cavités qui logent les dents sont nommées *alvéoles*; elles se trouvent dans la région alvéolaire des os maxillaires, qui se forment par deux plaques osseuses entre lesquelles des lamelles minces établissent des séparations. Elles sont recouvertes par le périoste; au fond de ces cavités, on trouve plusieurs petits trous qui livrent passage aux nerfs et aux vaisseaux qui vont se distribuer à chaque dent. Dans ces alvéoles, les dents sont fixées par cette espèce d'articulation appelée *gomphosis*, c'est-à-dire qu'elles sont implantées dans les os maxillaires comme des clous enfoncés dans un morceau de bois. Les fourchons de chaque dent adhèrent dans les alvéoles précisément de la même manière, et n'admettent la possibilité de mouvement ou de changement de position qu'en usant d'une certaine force.

Les gencives sont très-vasculaires, d'une consistance semi-cartilagineuse quand elles sont saines et ont peu de sensibilité. Elles sont fortement attachées au collet de la dent, qu'elles embrassent des côtés buccal et labial de l'alvéole.

Les gencives des enfants avant la sortie des dents ont une cannelure très-dure dans toute leur longueur. Il est connu d'ailleurs que dans un âge avancé, lorsque toutes les dents sont tombées, les gencives acquièrent une telle dureté qu'elles peuvent jusqu'à un certain point servir à la mastication.

NOMBRE ET FORMATION DES DENTS.

Le nombre des dents temporaires ou dents de lait est de 20. Elles se divisent en trois classes : les *incisives* ou dents tranchantes ; les *canines*, ainsi nommées par leur ressemblance avec la dent du chien ; et les *molaires* ou macheliaires. Sur le devant de chaque mâchoire se trouvent quatre dents *incisives* suivies de chaque côté d'une *canine* qui, à leur tour, ont deux molaires à leur suite ; ainsi les dents sont arrangées par paires, et chaque côté de la bouche est semblable à l'autre.

La marche de la nature, dans la formation des dents, est extrêmement curieuse et mérite à juste titre notre admiration. Je dois d'abord faire observer que le germe des dents temporaires existe au moment de la naissance; mais qu'à cette époque, en vertu des lois de rapport qui existent entre les organes et les fonctions, les dents restent recouvertes par les gencives, par la raison toute simple, que pendant que l'enfant prend le sein, les dents lui seraient non seulement inutiles, mais nuiraient à la succion. Il arrive quelquefois qu'un enfant en naissant a déjà une dent apparente, mais il est rare qu'elle ait un fourchon ; il devient alors nécessaire de la retrancher de la gencive, à laquelle elle n'est unie que très-faiblement.

Les rudiments des dents peuvent être découverts de très-bonne heure dans le *fœtus*. Selon quelques auteurs, elles peuvent être visibles deux mois après la conception, sous la forme d'une espèce de substance glutineuse qui s'étend au bord de chaque arcade dentaire. Au bout du troisième ou quatrième mois, cette substance molle commence à se séparer en portions distinctes dont chacune dessine la dent qu'elle est destinée à former. On voit alors de petits points d'ossification traversant longitudinalement les cavités dans lesquels ces pulpes sont déposées et qui marquent les dents à naître.

Ces rudiments des dents sont couverts de membranes vasculaires très-délicates auxquelles adhèrent des vaisseaux ; chaque partie est enveloppée dans une autre membrane, ou sac plus épais, composé de deux *lamelles*, qui sont toutes deux maintenant reconnues pour être *vasculaires*. La pulpe et sa membrane intérieure dérivent directement des branches dentales ; cette membrane, ou sac extérieur, est alimentée par les vaisseaux des gencives auxquelles elle est inhérente.

L'ossification commence vers le quatrième mois. La surface de la pulpe devient alors plus dure et la pointe des dents incisives est d'abord couverte d'une coquille d'os , la même dureté s'étend ensuite aux dents *canines*, puis en dernier lieu aux molaires. La matière osseuse est cachée par la membrane intérieure de la pulpe qui, ayant déjà pris la forme future de la dent , est déposée sur un ou plusieurs points de cette forme , pour les dents incisives sur un point, et pour les molaires sur quatre ou cinq points. Ainsi se forment successivement les *lamelles*. La pulpe perd de son volume jusqu'à ce que la couronne se remplisse, à l'exception du centre qui doit rester une cavité. La pulpe commence alors à s'étendre et prend la forme de la fourche nécessaire à chaque dent qui, à son tour, reçoit la disposition osseuse. La pulpe qui reste après la formation complète occupe les cavités et sert de lit aux nerfs et aux vaisseaux, qui de là pénètrent dans la substance osseuse de la dent et lui donnent la vie.

Pendant la formation des dents, les alvéoles poussent plus vite, comme pour les préserver et prévenir toute interruption dans leur progrès, et donner en même temps un soutien aux gencives.

FORMATION DE L'ÉMAIL.

Si l'incertitude qui régna long-temps sur cet objet fait qu'on ne sait point quel fut le premier qui s'en occupa, nous savons seulement que Lecluse avait des notions assez correctes sur les progrès de la déposition de l'émail, et que les recherches faites par les docteurs Blake, Fox, et Thomas Bell, ont beaucoup contribué à éclairer cette question. La membrane extérieure, dont nous avons déjà parlé, qui renferme presqu'entièrement la dent, s'attache fortement à son cou aussitôt que la coquille osseuse de la couronne est formée. En conséquence, elle enveloppe la dent complètement, quoique faiblement, et sa *lamelle* intérieure devient plus épaisse et plus vasculeuse qu'auparavant. C'est ainsi qu'elle entre dans ses fonctions particulières, qui consistent à émettre de sa surface intérieure un fluide qui se congèle en une substance molle et pleine de craie, et ensuite se cristallyse et prend cette disposition particulière de ses fibres ou *stries* déjà décrites. Ainsi l'émail est déposé sur la dent, comme dans l'ossification, et couvre graduellement la couronne entière. Lorsque l'émail est formé, la dent est généralement déjà si enfoncée dans l'alvéole qu'elle n'attend plus que l'absorption de la membrane devenue inutile et la dilatation de la gencive pour prendre sa position définitive.

LA PREMIÈRE DENTITION.

Ce serait une erreur de croire que les dents percent ; leur apparition est le double résultat de l'absorption régulière de la membrane qui les couvre et de la gencive qui leur permet de passer.

L'époque à laquelle la dentition commence, varie considérablement de même que la durée. Quelques enfants font leurs dents sans que leurs parents et leurs nourrices s'en aperçoivent, tandis que d'autres éprouvent des douleurs terribles et courent des dangers imminents.

Les premières dents percent ordinairement à l'âge de six, sept ou huit mois. Quelquefois elles percent à quatre mois chez les enfants robustes et ne paraissent qu'à dix ou douze mois chez ceux d'une constitution délicate. Il est bon d'observer cependant que les progrès de la dentition ne sont pas toujours influencés par l'état de santé de l'enfant, puisque l'on voit des enfants maladifs faire leurs dents rapidement et d'autres bien portants les faire très-lentement. Ces cas sont des exceptions à la règle générale.

Le premier ratelier est généralement complet au bout de deux ans et demi ou trois ans.

L'ordre dans lequel les dents de lait paraissent est ainsi : les deux dents incisives centrales de la mâchoire inférieure, l'une précédant l'autre de quelques jours ; ensuite, dans le cours d'un mois environ, viennent leurs « *antagonistes* » à la mâchoire supérieure, à laquelle succèdent au bout de quelques semaines toutes les dents incisives latérales. Celles de la mâchoire inférieure percent avant les dents molaires antérieures des deux mâchoires qui devancent les *cuspidati* qui poussent plus lentement, étant plus enfoncées dans les alvéoles et qui à leur tour précèdent les molaires. Ces dents temporaires tombent toutes entre sept et quatorze ans, et c'est une curieuse opération de la nature ; après que l'enfant est sévré, il doit mâcher, et les dents sont nécessaires à cet effet ; le filet dur de la gencive peut suffire pendant quelque temps, il est vrai, mais un râtelier de dents complet paraît dans l'espace de quelques mois ; il ne dure que peu d'années pour faire place enfin à un râtelier permanent bien plus volumineux, qui diffère essentiellement de forme avec le premier, car les dents sont munies de grands fourchons qui ne croissent que fort lentement et peuvent durer toute la vie.

FORMATION DU RATELIER PERMANENT.

Les dents permanentes sont au nombre de trente-deux, lorsqu'elles sont au complet, quoique ce nombre varie selon les circonstances que nous expliquerons plus loin. Les anciens auteurs, il est vrai, soutenaient que les femmes n'avaient ordinairement que vingt-huit dents, mais cette opinion est erronée, il n'y a pas de différence à cet égard entre les sexes.

La formation des dents commence *in utero*, et n'est souvent pas complète avant 20 ou 25 ans. Elles sont divisées en quatre classes : quatre incisives, deux cuspides, quatre bicuspides et six molaires à chaque mâchoire. Les incisives de la mâchoire supérieure sont plus larges et plus grosses que celles de la mâchoire inférieure. Les *cuspides* sont plus en cône qu'aucune des autres dents et ont des fourchons plus longs et plus forts, à tel point qu'elles produisent dans la partie alvéolaire une élévation qui peut être aisément vue ou touchée au doigt. Ces dents paraissent être particulièrement adaptées pour saisir et déchirer des substances, et, ainsi que le fait observer M. Hunter, on peut découvrir en elles une similitude de forme et de situation avec celles du lion et de tous les carnivores.

Les *bicuspides*, qui ont été pour la première fois distinguées des dents molaires par M. Hunter, tiennent une position moyenne entre ces dernières et les incisives ; celles du haut n'ont qu'un fourchon, celles du bas en ont deux. Les molaires sont d'une forme carrée et sont terminées en plusieurs pointes (ordinairement cinq), dont deux sont situées à l'intérieur et trois à la surface externe. Elles sont solidement fixées dans la mâchoire, la supérieure ayant trois et l'inférieure deux fourchons (1).

Les quatre dents molaires qui occupent les angles des maxiliaires sont tant soit peu plus petites que les autres, et comme elles percent dans l'âge adulte et quelquefois dans un âge avancé elles ont été nommées *dents de sagesse* (2).

Comme les dents des deux mâchoires n'ont pas exactement la même forme, les incisives et les *cuspides* supérieures dépassent tant soit peu les inférieures. Les incisives supérieures étant plus larges que les inférieures, les *antagonistes* ne se joignent pas régulièrement, ce qui fait que chaque dent supérieure s'appuie partiellement sur deux des inférieures et la protubérance d'une des rangées est adaptée à la dentelure de l'autre.

Une autre prévoyance admirable dans l'arrangement des dents est que les molaires supérieures sont inclinées en dehors près de la joue et les inférieures en dedans près du palais, de sorte que dans le mouvement des mâchoires pendant la mastication, ces dents sont obligées d'agir dans la direction respective de leurs facultés tranchantes.

Les dents adultes sont aussi susceptibles d'être subdivisées en deux classes, savoir : celles qui remplacent le

(1) L'on trouve parfois des dents molaires avec quatre fourchons dans la mâchoire supérieure et seulement trois dans l'inférieure. Ces fourchons sont quelquefois tellement enlacés avec ceux des dents voisines que leur extraction devient extrêmement difficile et dangereuse.

(2) Avicenne fut le premier qui leur donna le nom de *dentes intellectûs*. Aristote les désignait par le mot Κραντῆρας, parce qu'elles contribuent à former une voie profonde. Les Romains les appelaient *morum* et *sapientiæ dentes* et aussi *genium*, *quod a genis pendent* ὀψίγονοι *serò geniti*.

premier ratelier, et celles qui sont ajoutées pour compléter le nombre de trente-deux. Celles de la première classe sont remplaçants des dents temporaires qui dans le commencement de leur formation établissent un petit sac semblable au bourgeon d'une plante, qui contient le germe de la nouvelle dent.

Comme action préparatoire, un petit enfoncement se forme dans l'alvéole par l'absorption d'une partie de sa substance intérieure ; il sert à recevoir le bourgeon ou sac. Ces enfoncements étant graduellement préparés, le nouveau principe, qui d'abord ne paraissait qu'une augmentation du sac, prend une forme distincte et s'introduit dans le sac même ; à mesure que le principe augmente de grosseur, les enfoncements s'élargissent et s'approfondissent plus avant dans l'os de la mâchoire. Pendant ce temps, la dent temporaire qui grandit s'élève dans l'alvéole. Par ce moyen, la membrane principale et ses rejetons sont séparés et se distancient l'un de l'autre.

La convexité les préserve néanmoins, car le pédoncule ou corde qui les unit s'allonge progressivement, et même lorsque la dent temporaire est complétement formée, qu'elle a percé et que la membrane a été déplacée par l'absorption, le nouveau germe reste attaché au collet de la dent par ce pédoncule. La cellule, qui n'était d'abord qu'une excavation dans le côté de l'*alvéole* de la dent temporaire, s'en sépare graduellement par l'accroissement du principe alvéolaire et par une cloison osseuse qui vient entre les deux pulpes, de sorte qu'à la fin la dent permanente occupe une alvéole entièrement distincte.

Un petit orifice au sommet de cette alvéole reçoit le pédoncule et maintient la continuité avec la mère-dent.

Les autres processus des dents adultes sont précisément semblables à ceux des dents de lait déjà mentionnés. Mais il reste à décrire la manière dont les dents molaires se produisent.

Les vingt dents qui sont les rejetons immédiats du ratelier temporaire sont les incisives, les *cuspides* et les *bicuspides*. Il en manque douze pour compléter le ratelier : voici comment la nature se conduit. — Les quatre dents molaires sont formées *avec le premier ratelier*. On les trouve à l'extrêmité des mâchoires des nouveaux-nés, et leur ossification a déjà commencé sur leurs pointes les plus élevées. Ainsi que les dents temporaires, elles sont douées d'une faculté reproductive, et à mesure que la mâchoire s'agrandit, les premières dents molaires émettent une pulpe ou sac pour former les secondes, et les secondes, en temps opportun, en émettent un autre pour les *dents de sagesse*, de sorte que les douze dents molaires sont produites indépendamment des dents qui tombent.

SECONDE DENTITION,

OU CHANGEMENT DES DENTS TEMPORAIRES EN DENTS PERMANENTES.

Le déplacement des dents temporaires pour faire place aux dents permanentes constitue un processus aussi intéressant que curieux.

A l'âge de six ou sept ans il se trouve vingt-huit dents permanentes dans leurs divers degrés de formation, entassées derrière et en-dessous des dents temporaires (ou dans la mâchoire supérieure au-dessus et derrière) ; de sorte que si aucune de ces dents n'était tombée, le nombre des dents qui se trouveraient à la fois dans la bouche serait de quarante-huit.

A mesure que les dents sortent de leurs alvéoles (en ne parlant, pour éviter le désordre, que de la mâchoire inférieure) et se dressent derrière celles auxquelles elles sont unies ; à mesure qu'elles augmentent de grosseur, il est évident qu'elles doivent avoir besoin de plus d'espace, car elles doivent en définitive se placer dans un hémicycle plus étendu.

A cette époque l'absorption commence dans une partie de leurs alvéoles, et la cloison osseuse qui sépare les dents tombantes se déplace, ce qui leur permet de sortir et de s'appuyer sur les fourchons de ces dernières. Cette absorption continue alors jusqu'à ce qu'elle ait tout consommé, et les couronnes tombent, laissant un espace que remplira le ratelier permanent.

Si cette absorption est spontanée, comme effort préliminaire de la nature, ou si elle est une conséquence de la pression des dents adultes pendant leur croissance, c'est ce qui n'a pas encore été décidé d'une manière satisfaisante. Il suffit de savoir que le déplacement des dents tombantes est effectué par le progrès de l'absorption.

Les dents permanentes percent généralement dans l'ordre suivant : les dernières molaires se font jour à travers les gencives. Cela a lieu à l'âge de six ou sept ans, et c'est alors que les dents de lait commencent à tomber; bientôt après les premières molaires paraissent, et les deux incisives centrales de la mâchoire inférieure tombent, ou devenant très-chancelantes par l'absorption de leurs racines, sont aisément déplacées et se remplacent par les incisives permanentes. Le reste paraît à des intervalles de deux, trois ou douze mois, dans l'ordre suivant : les deux incisives centrales de la mâchoire supérieure, les incisives inférieures latérales, les incisives supérieures latérales, ensuite les bicuspides, les cuspides et les secondes molaires, qui observent le même ordre pour pousser en avant, c'est-à-dire que celles de la mâchoire inférieure précèdent celles de la supérieure. Les troisièmes molaires, ou *dents de sagesse*, ne percent les gencives que de dix-huit à vingt-cinq ans. L'on fait mention de quelques cas où elles ont percé dans un âge très-avancé, même à 80 ans. Quelquefois elles ne percent pas du tout. La variation dans le nombre des dents peut s'attribuer à l'extraction d'une ou plusieurs pulpes des dents permanentes lorsqu'elles sont attachées au collet des mères-dents.

Le déplacement d'une pulpe, soit par inadvertance ou par la maladresse de l'opérateur, donne plus d'espace au développement des autres pulpes, qui poussent plus larges, et souvent de manière à remplir le vide et à rendre la défectuosité imperceptible.

Pendant que ces changements s'opèrent dans les dents, les os maxillaires s'agrandissent graduellement ; la partie de derrière qui contient les dents tombantes, est poussée en avant par la croissance de la partie latérale destinée aux molaires additionnelles. Ainsi le menton rond et grassouillet de l'enfant s'allonge et prend cette forme ovale qui caractérise l'adulte.

L'on remarque plusieurs irrégularités dans l'arrangement des dents, et des cas curieux sont relatés par Miel et autres. On a vu la dent canine changer de place avec la première molaire, ou bien encore des *cuspides* se mettre à la place d'une incisive, et *vice versâ*. Ces cas, quoique vrais, sont néanmoins extrêmement rares.

L'on rencontre quelquefois des dents surnuméraires ; elles sont d'une formation imparfaite et doivent leur origine à la faculté reproductive des dents temporaires. Celles-ci donnent une seconde racine de laquelle elles émanent ; on les trouve ordinairement dans la mâchoire supérieure où elles prennent différentes formes, mais toujours irrégulières et désagréables à la vue.

Avant d'abandonner ce sujet, je crois devoir fixer l'attontion du lecteur sur la comparaison des dents humaines avec celles des animaux. Les animaux herbivores n'ont point d'autres dents que les molaires, avec lesquelles ils mâchent les herbes, expriment leur jus et les réduisent en brouet. Dans les animaux ruminants, nous ne trouvons les incisives que dans la mâchoire inférieure, qui servent à couper l'herbe comme les dents molaires a la mâcher. Les animaux carnivores ont des dents canines pour saisir et déchirer leur proie, et avec les incisives et molaires ils divisent et séparent les fibres : de cette manière ils les rendent propres à la déglutition. Ces dents, quoiqu'elles aient quelque ressemblance avec les dents humaines, en diffèrent cependant : ainsi dans les animaux de proie, les canines ou fourchons sont beaucoup plus longues et plus larges que le reste des dents, et considérablement courbées ; les dents tranchantes sont plus aiguës, les molaires sont aussi plus tranchantes à leurs extrémités, et mieux adaptées à déchirer et hâcher des fibres dures et des substances tendineuses ; leurs mâchoires sont très-fortes, de sorte qu'ils peuvent aisément briser et mâcher des os, ainsi qu'on le voit faire même par des animaux domestiques.

La conclusion qu'on peut tirer de cette comparaison paraît être que la nature ayant doué l'homme d'une constitution propre à toutes sortes de climats, elle lui a donné aussi les moyens de rendre utiles à son usage les productions de tous les pays, et le *gentoo*, qui n'a besoin que de molaires pour écraser son riz, pourrait, s'il était transplanté aux *pampes* de l'Amérique du sud, se nourrir avec du bœuf cru, à l'aide de ses incisives et de ses canines. L'estomac de l'homme, ainsi que ses organes alimentaires, sont propres à convertir toutes sortes d'aliments en un chyle salutaire, ce qui fait que les laboureurs irlandais qui ne se nourrissent que de pommes de terre et de laitage, excepté le dimanche où ils mangent un morceau de lard, sont aussi robustes et aussi bien portants que les Épicuriens qui font toujours bonne chère.

DES MALADIES PENDANT LA DENTITION.

Telle est la délicatesse et la susceptibilité du corps pendant l'enfance, que l'irritation locale occasionnée par le passage des dents à travers les gencives cause souvent une excitation alarmante dans tout le système ; il s'ensuit alors des fièvres inflammatoires et des convulsions qui se terminent quelquefois d'une manière fatale. Le traitement de ces symptômes est certainement du ressort du médecin. Je demande cependant la permission, comme dentiste, de faire quelques observations sur ce sujet.

L'usage d'inciser les gencives pour soulager l'irritation de la dentition a été introduit par Vésale, au commencement du XVIe siècle ; il a reçu la sanction de l'expérience. Malheureusement on y a souvent recours trop tard, et les ravages qu'il est appelé à empêcher ont déjà atteint leur degré d'intensité. Aussi M. Fox exige, et je suis de son avis, que dans toutes les indispositions causées par la dentition, on ne doit jamais omettre l'incision des gencives.

M. Benjamin Bell est aussi positif sur ce point : il dit que l'on tarde trop long-temps à faire cette opération, car le dérangement constitutionnel commence bien avant que la tension des gencives ait atteint toute sa force, et en prévenant ces symptômes le mal cesse naturellement.

L'incision, dans ces cas, doit toujours être faite jusqu'à la dent, de manière à séparer la membrane qui l'enveloppe et à faire disparaître la pression, sinon on n'obtiendrait pas un avantage durable. Si l'incision se guérissait avant que la dent eût paru, l'on devrait inciser de nouveau sans hésitation. Le tranchant du bistouri doit être circulaire.

Les dents permanentes percent sans beaucoup d'inconvénient, attendu que l'état d'irritabilité qui existait dans la première enfance a cessé à cette époque. Cependant les *dents de sagesse* sont souvent une exception à cette règle. Les inflammations, douleurs et gonflements de la joue précédent ou suivent le cours de leur apparition ; dans ce cas encore, l'incision est utile et doit être employée : on peut même y ajouter des sangsues.

Il arrive généralement, même chez les enfants bien portants et ceux qui font aisément leurs dents, qu'il y a un mouvement fiévreux pendant la formation de chaque dent ; on le voit par une tache rouge à la joue, ainsi que par la soif, l'insomnie et la mauvaise humeur.

Ces symptômes sont presqu'immédiatement soulagés par une petite dose de nitre, dix ou quinze grains que l'on met dans une tasse d'eau d'orge sucrée ou tout autre breuvage. Si cela n'abat pas l'irritation, on administre une cuillerée de sirop de pavots, et le lendemain on administre, s'il le faut, un laxatif.

Il est notoire, depuis Hippocrate, que le ventre des enfants doit rester constamment libre pendant la dentition ; en suivant cette règle on évitera beaucoup de mal, et on le peut en administrant une demi-cuillerée, ou un peu moins, de sel de Rochelle (qui n'a presque aucun goût), dans du thé ou du lait et de l'eau, ou en donnant quelques grains de jalap en poudre (de cinq à dix grains, selon l'âge de l'enfant) dans du café très-sucré, des confitures ou de la cassonnade humectée.

L'habitude de donner aux enfants du *mercure doux* sur du pain et du beurre, parce que cela n'a pas de goût, ne saurait être trop fortement condamnée. Ce remède violent ne devrait jamais être employé comme simple laxatif.

L'habitude de donner aux enfants des substances à mordre n'est pas mauvaise, mais il ne faut pas que ces substances soient dures. Un morceau de *caoutchouc* paraît être aussi bon que tout autre chose, car je pense que l'enfant, par ses efforts à le pénétrer, facilite non-seulement l'absorption des gencives, mais aide encore la dent à percer, et amortit la douleur ; car l'on sait très-bien que des criminels, avant de souffrir la peine du fouet, ont un morceau de plomb ou d'autre substance dans la bouche, afin de mieux endurer la douleur et cacher par leur silence les angoisses qu'ils éprouvent. La nature même indique ce moyen, et il est certain que les enfants qui souffrent des dents qui percent, aiment beaucoup à mordre tout ce qui se trouve à leur portée.

Les gencives ulcérées peuvent, comme l'observe le docteur Thomas, être aisément guéries en tenant toujours le ventre libre et en baignant les parties affectées dans des astringents, tels que le borax et le miel, ou du miel avec assez d'alun pour lui donner un degré convenablement excitant.

Je concluerai en citant un conseil du même excellent auteur, de l'air pur, de l'exercice, une nourriture saine, le ventre libre, tout cela contribuera grandement à rendre les effets de la dentition sûrs et faciles pour l'enfant, et à amoindrir les mauvaises chances de cette époque dangereuse.

IRRÉGULARITÉS DES DENTS.

On a déjà fait observer que pendant la formation des dents permanentes qui se substituent au premier ratelier, la mâchoire éprouve une altération marquée dans sa forme, car de demi-cercle elle change en demi-ovale ; ce changement est principalement effectué par l'allongement de cette partie qui est située entre les secondes molaires temporaires et le principe coronoïde ; cet espace est destiné aux molaires additionnelles.

Comme les dents adultes sont plus grosses et plus nombreuses que les dents de lait, elles doivent nécessairement exiger plus de place, et quand l'absorption de ces dernières ne marche pas d'accord avec la croissance des premières, les nouvelles dents sont refoulées et sont sujettes à être forcées hors de leurs positions naturelles par la résistance des vieilles. De plus, si les dents permanentes deviennent, comme cela arrive quelquefois, d'une grosseur disproportionnée à celles de leurs devancières, la mâchoire peut ne pas être suffisamment étendue pour que les dents s'y rangent régulièrement ; dans ce cas il y en a qui dépassent les autres et occasionnent par là une difformité considérable.

Si quelques-unes des dents d'adultes manquent de régularité ou d'espace, on doit avoir soin de bien discerner les proportions et les dents qui doivent être sacrifiées, car prévenir vaut toujours mieux que porter remède, surtout dans le cas où le remède est lui-même *un mal.* Je recommande sérieusement de fréquentes inspections des dents des jeunes personnes par un dentiste habile, afin d'empêcher des irrégularités et des défectuosités qui pourraient par la suite devenir incurables.

Les parents qui ont négligé d'adopter ces mesures préventives peuvent néanmoins se consoler, l'*art* peut encore apporter quelque soulagement. Jusqu'à l'âge de dix-huit ou vingt ans, les dents irrégulières peuvent souvent encore s'harmoniser avec les autres en les soumettant à une pression continuelle au moyen d'une barre d'or et de ligatures ; mais la simple description de ce procédé sans un dessin serait certainement inintelligible

MALADIES DES DENTS.

DENTS CARIÉES ET GATÉES.

La substance des dents, à l'exception de l'émail, étant pareille à celle des autres os, est également affectée par diverses causes d'inflammation ; mais étant plus dure et plus compacte, et ne pouvant pas s'exfolier ; les dents ne peuvent pas être renouvelées ni régénérées comme les autres os. De là vient l'affection inflammatoire des dents, qui se termine tôt ou tard par leur destruction totale.

Il y a deux espèces de maladies nommées *caries*, que nous trouvons décrites par les plus anciens auteurs, et qu'ils distinguent en carie *humide* et *sèche*. Les nosologistes modernes ont néanmoins nommé la dernière *necrose*, qui signifie gangrène. Voici, du reste, la différence entre les deux espèces de carie. La carie sèche est une affection des os analogue à l'ulcération dans les parties molles. Elle consiste en une perte de substance de la partie attaquée, qui devient plus molle et plus légère, mais conserve sa vitalité. La *nécrose* est analogue à la gangrène, la portion malade est entièrement privée de vie. La carie humide attaque généralement les os d'une nature spongieuse. La *nécrose*, les portions dures ; cependant toutes deux attaquent quelquefois la même partie en même temps, et la carie se termine souvent par la *nécrose*.

Ces observations suffiront pour faire voir que la décadence des dents, si elle est parfaitement analogue à toutes les autres affections des os ordinaires, devrait être nommée *nécrose* ou gangrène. Un auteur moderne a adopté le mot *gangrène dentaire* comme rendant mieux la nature de cette maladie, mais après tout cela est de peu d'importance, puisque le mot *carie* veut dire destruction, et le mot gangrène exprimerait la même idée s'il était appliqué aux dents (1).

Les premiers symptômes de carie sont perceptibles à la surface extérieure de l'os en-dessous de l'émail, et elle prend invariablement sa direction du côté de la cavité, et se trahit par l'altération de couleur de sa substance, qui est plus forte à la place où la maladie commence, et devient graduellement moins distincte en s'approchant de la surface extérieure. Elle est ordinairement accompagnée d'une tache brune sur l'émail, provenant soit d'une fracture de la substance ou d'un déplacement partiel de l'alvéole, soit d'un manque de support dans l'os situé en dessous ; quelquefois l'émail reste parfait, et le dépérissement, dès qu'il se déclare, paraît en forme

(1) Cet auteur, qui prétend éviter l'erreur et la confusion sur l'usage du mot *carie*, me paraît avoir laissé le sujet aussi confus qu'il l'a trouvé, puisqu'il emploie le mot *gangrène* dans des cas de déclin partiel et *nécrose* dans le déclin total. Eh bien ! ces deux mots ont la même signification à l'odontique et pourraient en conséquence être employés pour signifier les divers degrés de la même maladie.

de tache brune à travers la semi-transparence de l'émail.

Les dents sont extrêmement sujettes à ces maladies, et les causes en sont inconnues. On a fait beaucoup de suppositions à cet égard : les uns l'attribuent à des causes internes et de constitution, les autres à des causes purement de hasard, ou externes. Le célèbre M. Hunter dit que cela n'a pas lieu par des lésions externes ni par les *menstrues* qui ont le pouvoir de dissoudre en partie une dent, mais on peut raisonnablement supposer que cette maladie est inhérente à la dent elle-même. « M. Fox est étonné que M. Hunter ayant été si avant n'ait pas donné une idée exacte de la manière dont cette maladie peut se déclarer et de ce qu'il dise dans le paragraphe suivant : La cause immédiate de la carie paraît être une inflammation dans l'os de la couronne de la dent qui, vu sa construction particulière, se termine par la gangrène. »

Ainsi M. Thomas Bell pense que la vitalité de la dent étant moindre dans la couronne que dans la racine, la carie a lieu plus souvent dans la première que dans la dernière. L'action inflammatoire fait mourir une portion de la dent qui agit ensuite comme un corps étranger sur elle, acquiert l'action délétère et finalement la fait mourir. Cet auteur attribue à l'inflammation et aux lésions externes les causes qui produisent la carie.

M. L. Parmly soutient que les restes de ce que nous mangeons et buvons, ayant la faculté de s'accumuler dans un état de putréfaction, soit dans les intervalles des dents, soit dans les cavités de leur surface qui sont très-favorables à retenir quelque partie de la nourriture, sont généralement la cause qui gâte les dents et qui produit tous les autres maux auxquels elles sont exposées. Il ajoute : « D'après mes observations personnelles je suis tenté de croire que la carie est généralement causée par l'action extérieure ; en conséquence, une propreté régulière, après que le dentiste a rempli sa mission, est la seule garantie contre ses effets. »

Brunon attribue la carie et la plupart des maux de dents à une maladie particulière qu'il nomme *érosion*. Telle est la diversité d'opinions sur ce sujet intéressant. Il en est de même pour d'autres cas où les auteurs se contredisent. Autant que ma pratique longue et étendue peut me rendre juge compétent, je dirai que la carie ne se développe pas exclusivement par des causes internes ou externes, mais bien par toutes les deux. Mon assertion est vraie, car l'on sait très-bien que la carie en général est attribuée par les *nosologistes* à trois causes : les causes extérieures, les causes locales internes, où aucune lésion de l'os ni altération de constitution ne peuvent être soupçonnées d'avoir produit la maladie et où l'affection peut être guérie par des moyens locaux ; et enfin une cause générale interne ou maladie constitutionnelle ; dans ce dernier cas, à côté des remèdes locaux il est nécessaire d'employer des médicaments capables d'obvier à l'affection particulière du système qui a occasionné l'état de dépérissement de l'os.

Si nous omettons le moyen de détruire l'affection par rapport à l'impossibilité de l'exfoliation des os, nous trouverons que cette description est parfaitement applicable à cette maladie.

Tout dentiste, et même tout observateur ordinaire, doit avoir remarqué que les personnes dont la santé a été souffrante pendant quelque temps, ont les dents en mauvais état ; ce qui arrive notamment lorsque la maladie vient du foie ; probablement que le mercure, administré dans ce cas, contribue beaucoup à produire ces effets. Cependant on les observe chez les personnes qui souffrent de la dyspepsie et celles d'un tempérament échauffé.

Il n'est pas surprenant, en effet, que l'irritabilité morbifique de l'estomac, qui étend son influence aux membranes muqueuses du gosier et de la bouche, qui couvre la langue de matières épaisses, qui cause un goût désagréable, qui rend la salive et les autres sécrétions amères, il n'est pas surprenant qu'elle produise une inflammation des dents. Quand bien même nous ne réussirions pas à expliquer la manière précise dont les dents sont influencées dans ces cas, nous serions néanmoins parfaitement justifiés par l'expérience à croire à cette influence.

On peut à la vérité soutenir qu'il se rencontre des personnes âgées, ou qui ont seulement atteint cette période appelée l'*âge critique*, et qui ont les dents bien conservées, et qui n'ont connu ni les dents gâtées, ni les maux de dents; mais alors on trouvera presqu'invariablement que ces personnes sont d'une constitution robuste, que leur santé a toujours été bonne. Mais c'est là l'exception. Pour moi, je suis convaincu que les personnes d'une santé délicate, celles qui sont nerveuses, hystériques, hypochondriaques, sédentaires, bilieuses et constipées (dans tous ces cas il existe plus ou moins un dérangement de premières voies), auront généralement les dents gâtées.

Tout en soutenant cette proposition, je sais bien aussi que des causes extérieures contribuent beaucoup à produire cette maladie qui détériore l'émail et la substance osseuse de la dent et qu'elles peuvent être occasionnées de diverses manières. La plus évidente est la fracture d'une dent par un coup, une chûte ou un autre accident. Elles ne peuvent cependant affecter que les dents de devant. Une détérioration plus commune a lieu en mordant des substances dures pendant l'exercice de la mastication; c'est alors que nous éprouvons quelquefois les effets d'un choc violent qui se fait sentir dans toute la mâchoire et qui doit nous convaincre de la force du mouvement mécanique nécessaire à remplir cette fonction. Un effort de ce genre suffit pour écorner l'émail, et quoique nous sachions bien que les surfaces macheliaires sont les plus fortes et qu'elles s'usent davantage par le frottement, il en résulte cependant que si le morceau d'émail qui a été déplacé n'est pas de la grosseur entière de la surface, il n'en reste pas moins une petite cavité qui, par l'action de la mastication, percera bientôt à travers le corps de la dent. Cette cavité devient aussi un dépôt pour des particules de la nourriture qui, en se décomposant, hâtent par leur action le progrès de destruction sur les parties voisines.

Dans les cas où l'émail se trouve miné par le frottement de la partie, la dent qui s'en trouve dépouillée est ordinairement sensible lorsqu'on la touche, tandis que le reste de sa surface est exempt de douleur. Ce fait s'explique suffisamment par les observations qui ont été faites.

Une autre source assez fréquente de la détérioration de l'émail est la mauvaise habitude de casser des corps durs, tels que des noix, ou de mordre du fil avec les dents, et de s'en servir pour un tout autre usage que celui auquel elles sont destinées. De telles habitudes ne sauraient être trop réprimées, car elles causent par la suite des regrets bien amers par la perte prématurée des dents.

Que le lecteur se fasse une idée d'une dent complétement creusée, devenue une véritable coquille par l'action de la carie, il verra aisément que cette dent, quoique capable de conserver sa place encore long-temps, si sa position la met à l'abri des pressions tant soit peu dures, il verra, dis-je, avec quelle facilité elle sera écrasée en poussière par la moitié de la violence nécessaire à casser une coquille de noix : ainsi donc la répétition de cette habitude répréhensible peut à elle seule effectuer la destruction totale de plusieurs dents.

Il reste à mentionner une autre cause graduelle, mais certaine, qui détruit l'émail : c'est l'usage des *acides*, soit en forme de médecines, de dentifrices ou de lotions. Berdmore fait mention du résultat de quelques expériences intéressantes faites pour apprécier l'action chimique des acides sur les dents. Il trouve que l'acide nitrique détruit l'émail dans un quart-d'heure ; l'acide muriatique le fait aussi promptement, mais il efface en même temps la couleur de la substance interne ; l'acide sulfurique blanchit beaucoup les dents et ne les décompose pas pendant trois ou quatre jours, mais l'émail devient très-brut et peut aisément être gratté.

Lorsque nous considérons que l'émail consiste principalement en phosphate et carbonate de chaux, il est évident que la décomposition doit s'en suivre si nous permettons aux acides de le toucher. Les plus puissants de ces acides, comme on le voit, sont capables de le détruire en peu de temps. Les autres, quoiqu'agissant plus lentement, semblables à la goutte d'eau qui use la pierre, produisent à la fin les mêmes effets. Pour ces raisons, je ne suis pas d'accord avec ceux qui disent que le plus doux des acides peut être employé sans danger et avec avantage pour faire disparaître le tartre et empêcher son accumulation. Je pense que tous les acides sont dangereux, et je ne voudrais pas faire usage du plus doux d'entr'eux. Le tartre peut être déplacé par des moyens mécaniques, et l'on peut empêcher son accumulation par des soins et en s'y prenant à temps.

Les personnes qui sont obligées par leur profession de goûter et d'essayer constamment diverses substances, sont très exposées à perdre l'émail de leurs dents par la corrosion. Pour éviter cela, aussi long-temps qu'elles subissent cette nécessité, il n'y a pas d'autre moyen préventif que d'empêcher ces substances de toucher les dents, ou bien de faire usage de dentifrices ou lotions capables de contrecarrer chimiquement leurs effets délétères. Le dentiste les choisit selon les circonstances particulières de chaque individu. On a remarqué que les dents supérieures sont généralement plus faciles à se gâter que les inférieures. Cette circonstance a occupé l'attention de plusieurs auteurs, et plusieurs causes ont été avancées à ce sujet. Les investigateurs pêchent généralement par leur application à trouver une raison unique à des causes qui peuvent en avoir plusieurs. Ainsi quelques physiologistes attribuent les effets en question aux rapports plus directs des dents supérieures avec l'action morbide des sécrétions du nez et de l'antrum, pendant des affections catharreuses et autres. D'autres pensent que les dents inférieures étant plus alimentées par la salive, le pouvoir dissolvant de cette sécrétion empêche les particules de la nourriture de trop les gâter.

Puis encore on trouve que les molaires se gâtent plus fréquemment que les dents de devant ; peut-être cela tient-il à deux causes : d'abord, parce que l'on en fait plus usage pour la mastication des substances animales ; car le couteau et la fourchette ont rendu les fonctions des dents râtelières presque nulles. Elles sont en conséquence plus susceptibles d'être détériorées de la manière déjà décrite, et peuvent être également affectées par des particules de la nourriture qui se logent entre elles et sur leur surface dentelée. Ensuite les dents de devant, en sus de leur différence de forme, ont l'avantage d'être mieux brossées, elles sont plus en vue et se nettoyent plus aisément ; enfin leur apparence est d'une plus haute importance, et elles sont soignées avec plus de sololicitude que les autres dents : ainsi elles sont à l'abri de plusieurs causes extérieures de dépérissement, et celles du bas se carient rarement. Celles de la mâchoire supérieure éprouvent cependant l'action de semblables causes internes, ainsi que je l'ai fait sentir, et elles sont souvent gâtées.

Il nous paraît donc prouvé que la carie doit être attribuée à des causes internes et externes, car nous voyons des personnes d'une constitution délicate ou mauvaise avoir des dents saines, et d'autres d'une santé robuste les avoir décolorées et gâtées. Nous observons encore que la carie existe dans les dents de ceux qui en ont le plus grand soin, et qu'il n'y en a pas chez ceux qui négligent d'employer les moyens de préservation les plus ordinaires (1).

Il est probable que dans les premiers cas on pourrait attribuer le mal à l'usage de mauvais dentifrices ; quant à l'autre, il ne peut, selon moi, avoir lieu que chez les personnes jouissant d'une excellente santé.

La théorie de Brunon, dont j'ai déjà fait mention, est pleine d'arguments plausibles et de faits intéressants qui l'appuient. Il y a, par exemple, une disposition héréditaire de *carie* dans certaines familles dont les membres jouissent d'une excellente santé. Tout-à-coup l'on voit les dents se gâter par *paires*; ou pour mieux dire, celles qui ont poussé ensemble sont attaquées simultanément de dépérissement. Les autres dents restent après, et pen-

(1) L'anecdote suivante vient fort à propos. Une jeune dame étant frappée par la beauté des dents d'une dame âgée de plus de 70 ans, lui fit cette question : « Ayez la bonté, madame, de me dire avec quoi vous nettoyez vos dents ? — Dieu vous bénisse, mademoiselle, je n'ai jamais nettoyé mes dents, et certainement je ne commencerai pas à présent, je ne veux pas les gâter. » Cette prévention est, je crois, très commune dans la basse classe. L'on pourrait peut-être soutenir qu'un homme ne doit pas s'occuper de ses dents, comme les gastronomes disent : « Un homme ne doit pas savoir qu'il a un estomac. »

dant très long-temps, parfaitement saines. Il est à supposer que la cause de ce dépérissement existe dans la formation défectueuse des dents, causée par une maladie locale pendant ce processus.

Comme il paraît qu'il y a plusieurs causes constitutionnelles internes et externes capables de produire la *carie* et la *nécrose*, il y a aussi une diversité apparente dans la nature et les progrès de ces maladies. Quelquefois le dépérissement se développe très-lentement et la dent y résiste pendant des années avant de se gâter jusqu'au fourchon, qui peut rester très long-temps dans le même état sans causer de douleur et sans le moindre danger pour les dents voisines. Dans d'autres cas la couronne de la dent se détruit très-promptement, le fourchon attaqué par la *nécrose* devient un corps étranger, et par son irritation cause beaucoup de dégats aux parties qui l'environnent, ce qui rend l'extraction nécessaire. Dans ces cas l'alvéole s'enflamme, la gencive devient pâle et une suppuration désagréable se déclare. En même temps l'irritation engendre l'absorption des alvéoles et les dents voisines s'ébranlent.

C'est une opinion assez commune que la carie se communique d'une dent à l'autre. Plusieurs cas paraissent la confirmer, mais il y a des autorités qui la nient, ce qui autorise à supposer que cette maladie est comme beaucoup d'autres modifiée par des circonstances qui échappent à nos recherches.

En faisant l'énumération des causes qui produisent le mal, j'ai désigné en partie le moyen de l'éviter. Aussi je terminerai mon traité par quelques avis pratiques sur la conservation des dents.

Je commence donc par le dépérissement des dents. Lorsque cette terrible maladie se déclare, quoique d'une manière presqu'imperceptible, par une petite tache seulement sur l'émail, je conseille de consulter de suite un dentiste, car la lime peut souvent guérir le mal sans faire tort à l'émail; mais s'il est négligé, il s'insinuera jusqu'à la cavité de la dent, et il faut alors avoir recours au plombage.

Ce moyen, très ancien, n'en est pas moins précieux, car seul il peut arrêter les progrès de la détérioration des dents. Une dent gâtée, qui est bien bouchée, est aussi bonne que si elle n'était pas atteinte, et se conserve ordinairement très long-temps; elle n'est même pas plus sujette que les autres aux douleurs, attendu que sa cavité, ainsi que sa membrane, extrêmement sensibles, se trouvent préservées des causes qui produisent les maux de dents. En renouvelant le *tampon* ou bien en le tenant en bon état, le progrès de la carie est bien retardé et les effets d'une mauvaise haleine sont empêchés.

Les diverses substances que l'on employait autrefois pour tamponner les dents, tels que l'or et le plomb, l'étain, le platine, la cire et des pâtes de plusieurs genres ont été toutes abandonnées comme insuffisantes. Il restait à rencontrer une composition efficace et indispensable : tout dentiste en éprouvait le besoin et faisait des efforts pour la découvrir. Aussi plusieurs compositions furent proposées, chacune demandait la préférence. Il fallait néanmoins les essayer pour en reconnaître le mérite; car c'est l'expérience qui en est la seule pierre de touche. Je puis cependant, sans la moindre hésitation et avec la plus grande confiance, recommander le *minéral succedaneum*, comme une composition que j'ai employée avec le plus grand succès depuis nombre d'années. Liquide, elle entre et s'insinue dans toutes les irrégularités et devient d'un beau poli comme l'émail naturel. Elle est parfaitement incorruptible.

Lorsque la carie a fait beaucoup de progrès et que la

couronne de la dent se trouve entierement gâtée, de manière à rendre l'application du tampon impraticable, il y a deux traitements à suivre ; l'un est de limer la couronne gâtée et d'en substituer une artificielle que l'on attache au fourchon, et l'autre est d'extraire le *chicot* et de le remplacer par une dent artificielle. Les circonstances locales doivent régler le choix de ces deux traitements, attendu que tout dépend de la situation et de la condition de la dent gâtée et des facilités à faire l'une ou l'autre de ces opérations avec succès.

Avant d'abandonner ce sujet je ferai quelques observations sur les dents artificielles.

Elles se font à présent avec trois substances : la dent de l'hippopotame, les dents naturelles ou une composition minérale incorruptible.

La première substance est employée dans les cas où les gencives sont tendres et spongieuses.

La seconde, les dents humaines sont préférables par leur légéreté et leur parfaite ressemblance aux autres dents.

La troisième substance est employée à l'usage des personnes chez qui des causes quelconques provoquent aisément la corrosion.

Les dents artificielles peuvent être faites avec toutes ces substances depuis une seule dent jusqu'au râtelier complet ; elles peuvent être placées avec tant d'art qu'il est impossible de découvrir la différence d'avec les dents naturelles. Elles remplissent les fonctions de la mastication et servent à tous les usages que l'on peut espérer des dents naturelles. Mais il est évident que l'opération de les modeler, de les faire et de les adapter, ne peut s'effectuer avec l'habileté nécessaire que par ceux qui ont acquis une parfaite expérience de l'art et une grande connaissance des ressources mécaniques. Il n'est donc pas étonnant de rencontrer souvent des personnes désappointées dans leurs espérances en découvrant que leur nouvelle acquisition n'a qu'une faible valeur et quelquefois aucune. Il est très rare de rencontrer un cas tellement désespéré qu'il ne puisse être réparé par l'art, et la non-réussite ne peut être attribuée qu'à l'inexpérience du dentiste.

ODONTALGIE.

Cette affection si pénible et malheureusement si commune, n'a pas besoin d'être décrite. La diversité de ses modes de développement est telle que l'on ne saurait formuler une opinion exacte sur sa nature. La douleur, lancinante, se fait sentir souvent subitement et se propage au cerveau par les tempes et les oreilles. Pendant ces accès le malade perd presque la raison par l'excès de la douleur ; souvent elle est plus sourde et devient ce que l'on nomme *douleur rongeuse* : celle-ci est incessante, rend le malade inquiet et le met hors d'état de prendre la moindre nourriture.

Les causes prédominantes de cette maladie sont, comme le démontrent plusieurs médecins, la *carie*, le *scorbut*, le *catharre*, le *rhumatisme*, les maladies *hystériques*, la *dyspepsie* et la *grossesse*. La cause prochaine, quand la maladie n'est pas purement sympathique, est une inflammation de la membrane vasculaire qui sert de doublure à la cavité de la dent, ou du vaisseau qui entre à l'extrémité du fourchon.

L'on sait très bien que l'action inflammatoire produit ordinairement le gonflement de la partie affectée et que la douleur diminue à mesure que le gonflement augmente. Dans ce cas cependant, la membrane qui est le siége de l'inflammation étant enfermée dans une cavité osseuse, l'enflure est très minime et rend la douleur presqu'insupportable. La même chose doit avoir lieu quand les vaisseaux sont enflammés et étroitement serrés par le peu d'étendue de l'orifice. L'inflammation n'est presque jamais assez limitée pour ne pas affecter à la fois les vaisseaux et les membranes.

Lorsqu'une dent cariée est le siège de cette maladie, elle est produite par ces causes constitutionnelles, ou internes, qui font naître la carie, ou bien elle est la conséquence de quelques circonstances fortuites, telles que d'avoir été exposé à un courant d'air, d'avoir mangé ou bu quelque chose de trop froid ou de trop chaud, ou enfin d'avoir touché, pendant la mastication, la membrane irritée. Lorsque cela a lieu à une dent supposée saine, on peut l'attribuer à une action inflammatoire qui se développe dans la dent, action qui la détruit en même temps intérieurement, ou bien encore à une affection sympathique, suite d'une irritation nerveuse.

Par la connexion intime qui existe entre les branches des cinquième et septième paires de nerfs, la douleur aiguë dans l'oreille accompagne le mal particulier aux dents de sagesse. Quelquefois l'oreille est le siége principal de la douleur. On ne peut être surpris de cela, quant on se souvient qu'un son faux et désagréable produit toujours une sensation pénible aux dents, et que des émotions morales les font souvent claquer d'une manière irrésistible.

Il arrive quelquefois que les personnes affectées de violents maux de dents, ne pouvant pas désigner la dent malade, sollicitent l'extraction d'une dent fort éloignée du véritable siége de la maladie. Dans ce cas, il est d'usage de frapper fortement avec un instrument la dent soupçonnée ; ou bien, s'il y en a plusieurs dans un état de carie, de les sonder, par ce moyen, le dentiste pourra aisément s'assurer du fait.

Outre les causes générales des maux mentionnés plus haut, quelques auteurs en citent d'autres d'un caractère excentrique, telles qu'un séjour dans de certains climats et des situations qui exposent à éprouver des influences particulières[1]; ainsi Musitanus, professeur napolitain, nous apprend que les habitans des bords de la Baltique, et autres nations du nord de l'Europe, sont extrêmement sujets à cette maladie, à cause des particules salines dont l'air de ces régions est imprégné. En Egypte, où l'air est particulièrement doux, on n'y connaît ni la carie ni l'odontalgie.

M. Fox avait la même opinion à l'égard de tous ces faits, quoiqu'il en attribuât les effets à diverses causes, par exemple à l'usage des liqueurs fortes dans un cas, et une chétive nourriture dans l'autre. Il est très naturel de supposer que dans des lieux où les changements de température se font sentir soudainement, les catharres sont communs, les maux de dents fréquents.

Dans le traitement de cette pénible maladie, il est important d'abord d'étudier sa nature et de s'assurer si elle est locale ou constitutionnelle. Lorsque l'on découvre qu'elle est causée par une dent gâtée, le premier soin est de diminuer les souffrances du malade par des applications locales, le second, si cela est possible, est d'empêcher le retour de la maladie.

Pour énumérer tous les remèdes qui ont été essayés pour atteindre ce but, il faudrait remplir des pages sans nombre. Les principaux consistent en diverses substances caustiques et stimulantes, telles que les huiles essentielles de noix de muscade, de clous de girofles, de serpolet, thym, cajeput, éther, les acides minéraux, l'opium, le camphre, l'alun, etc.; la plupart de ces remèdes, si on en faisait usage sans précaution, deviendraient préjudiciables par leurs effets aux dents voisines. Il y a donc lieu de craindre que bien des personnes, pour obtenir un soulagement douteux, aient souvent couru le risque de se causer des maux irréparables ; la meilleure méthode est l'application des sangsues aux gencives, et de tenir un peu d'eau tiède dans la bouche. L'on peut joindre à cela d'autres moyens antiphlogistiques, comme dans les cas ordinaires d'inflammation.

J'avoue qu'il y a quelque chose de répugnant à se placer une sangsue dans la bouche ; mais on peut le faire à l'aide d'un verre à sangsue. Une diète modérée et des apéritifs salins sont excellents dans presque tous les cas d'odontalgie, et ne peuvent manquer d'effectuer une guérison. Lorsque l'inflammation est à son plus haut degré, si la bouche est sèche, les boissons salines et de soda ou de petites doses de nitre prises fréquemment produisent des effets salutaires.

Comme remèdes topiques, les suivants peuvent être recommandés comme étant salutaires :

Opium dans une petite pilule.
— avec du camphre.
— avec nitrate de potasse.

Quelques gouttes de laudanum sur un peu de charpie ou de coton, appliquées sur la partie cariée, ou frottées sur les dents et les gencives avec le doigt.

Alun.	1 drachme.
Esprit de nitre doux .	1/2 once.

Ou bien,

Nitrate d'argent. . . .	1 grain.
Eau distillée.	1 drachme.

Appliqués souvent sur la cavité avec du coton ou de la charpie. Le premier remède à essayer, c'est de tamponner la dent après que l'irritation a cessé : si la carie ne se déclare pas sur d'autres parties de la dent, ce qui arrive souvent, le remède sera probablement salutaire. Le moyen le plus prompt, comme le plus certain, dans les cas simples d'odontalgie idiopathique, est l'extraction de la dent ; mais comme cette maladie provient souvent de causes constitutionnelles, et qu'elle peut être guérie par d'autres remèdes, je dois avertir le lecteur de ne pas trop se presser d'adopter cet expédient. Il y a des personnes qui sont par trop pressées de recourir immédiatement à l'extraction, et sacrifient souvent leurs dents les unes après les autres, sans obtenir un soulagement durable. Il serait beaucoup plus prudent de consulter un dentiste qui peut sans danger employer des remèdes qui pourraient devenir dangereux dans d'autres mains que les siennes, et qui, dans tous les cas, fera de son mieux, ne fût-ce que pour sa réputation.

Lorsque la douleur est errante, on peut appliquer un vésicatoire derrière l'oreille, et frotter fortement la figure avec de l'esprit de camphre ou de corne de cerf, mêlé avec de l'huile d'olive ou tout autre onguent adoucissant.

Lorsque le malade souffre d'un catarrhe et de l'odontalgie à la fois, le vin antimonial, la pulvis antimonialis ou la pulvis ipicacuanha compositus, pris en se couchant dans du gruau ou eau d'orge chaude, sera salutaire, et le bain de pieds facilitera son action. La potion suivante peut être prise tous les deux jours le matin :

Sel d'epsom.	3 à 4	drachmes.
Tinct. composée de séné.	2	id.
Tinct. de jalap	1	id.
Mixture de camphre . .	10	id.

Dans les cas de rhumatismes goutteux, le vin de *colchique* est probablement le meilleur remède ; on doit commencer à le prendre par doses de douze à quinze gouttes, combinées avec une médecine saline et la liqueur *ammoniæ acetatis*. La dose du vin de *calchique* peut être graduellement augmentée d'un drachme, deux ou trois fois par jour. Si cela n'a point d'effet salutaire, le *sulphate* de quinine effectuera la guérison, et il sera toujours urgent de prescrire l'adoption de ce précieux médicament pour réparer les forces du malade et éloigner les attaques de la maladie.

Si la maladie paraît être liée à l'irritation de l'estomac, on doit porter ses soins sur l'état de cet organe ; il faut aussi prescrire les remèdes spéciaux indiqués par les symptômes excitants. Lorsqu'il y a une grande irritation dans l'estomac, dix grains de nitrate de potasse et cinq grains de rhubarbe peuvent être administrés deux fois par jour. Dans ce cas, il est de la plus haute importance de bien faire évacuer le malade. Le ton de l'estomac doit aussi être relevé par des remèdes convenables, de petites doses de quinine ; c'est-à-dire, un demi-grain dans un verre à vin plein d'infusion de *gentiane* pris deux ou trois fois par jour est un excellent stomachique qui fera bientôt revenir l'appétit. Lorsque le quinine est donné par fortes doses pour produire un effet tonique général, il peut être combiné comme il suit :

Sulfate de quinine. . . 2 grains.
Rhubarbe . . . . . 3 grains.

Sirop ordinaire Q. S. pour former une pilule, ou bien :

Sulfate de quinine. . . 3 grains.
Extrait de gentiane . . 2 grains.
Sirop Q. S.

Dans tous les cas commencez par deux pilules chaque jour, et, après l'expiration de quelques jours, augmentez le nombre jusqu'à trois pilules. On peut en prendre jusqu'à quatre de la première prescription.

Il me reste, avant d'achever ce chapitre, à faire mention d'un remède pour les maux de dents, qui a été essayé par plusieurs dentistes célèbres, et qui était le remède favori de feu M. Fox, quoiqu'il avouât avec une candeur qui lui faisait beaucoup d'honneur que ce remède n'avait pas répondu à ses espérances. Il consiste à extraire la dent avec l'intention de détruire le nerf, puis après de la replacer au même endroit. Ce moyen n'est certainement pas nouveau, attendu que Bourdet l'avait pratiqué, et que long-temps avant lui Mouton avait proposé une méthode pareille, c'est-à-dire d'ébranler tellement la dent, qu'elle se trouvât détendue du nerf et perdit sa sensibilité. Il me paraît que ni l'une ni l'autre de ces méthodes ne pouvait produire de résultats avantageux ; car nous trouvons que lorsque les vaisseaux d'une dent sont rompus par accident, la dent meurt, devient noire avec le temps et produit tant de dégâts aux parties environnantes qu'on est obligé de l'arracher.

Les homœopathes d'Allemagne ayant un système de médecine qui a fait sensation en Angleterre, et qui est applicable aux maladies des dents et des gencives, mes lecteurs espèrent peut-être trouver ici quelques détails sur ce sujet. Je ne puis pas cependant satisfaire leur curiosité, attendu que le seul ouvrage que j'aie pu rencontrer traitant ce sujet (1), ne m'a satisfait en aucune manière.

La méthode de l'auteur est curieuse : il ne classe et ne décrit aucune des maladies pour procéder ensuite à leur traitement respectif, mais il place en tête de chaque chapitre le nom d'un article de la *materia medica*, cite le temps où il faut le prendre, l'époque de l'opération, et après quelques observations générales, il fait l'énu-

(1) Die Dynamik der Zahnheilkunde bearbeitet nach den Grundsaetzen der Homœopathie von S. Gutman Zahnarzt in Leipzig, 1835.

mération des symptômes variés que cette médecine particulière a la vertu de guérir.

Si une pareille méthode de traiter ce sujet paraît singulière, la conclusion de son ouvrage ne l'est pas moins, car il nous donne une liste par lettre alphabétique des divers spécifiques *conformes à la description et à l'état de la dent affectée !* Par exemple, le remède pour un *mal ordinaire* dans une dent molaire de la mâchoire supérieure du côté droit, est l'ammoniac ; pour la même affection de la dent molaire de la mâchoire inférieure, il prescrit le manganèse ; pour la même d'une dent incisive du côté gauche, c'est le phosphore. Ayant donné la description générale du traitement de cet auteur, traitement auquel il attribue des guérisons surprenantes, je laisse le lecteur libre de tirer des conclusions, quoique je les devine d'avance.

SUR LE DÉPOT CALCAIRE NOMMÉ TARTRE.

A l'exception du dépérissement, il n'y a rien qui détruise plus les dents, ou qui rende la bouche plus malsaine et désagréable que l'accumulation d'une substance calcaire nommée tartre, mais plus convenablement désignée sous le nom de *calcul salivaire.*

Il est certain que cette concrétion est déposée par la salive, car on découvre, en l'analysant, que ses parties constituantes demeurent après la solution de cette sécrétion. De plus l'on trouve invariablement qu'elle s'accumule plus rapidement dans les endroits qui sont le plus près des orifices des passages salivaires. De là vient que les orifices supérieurs des dents molaires et la surface des dents incisives de la mâchoire inférieure en sont les plus affectés.

Généralement les dents inférieures en sont plus chargées que les dents supérieures, et si on est habitué à mâcher d'un seul côté, le plus grand dépôt du *calcul* se trouvera au côté opposé ; ce qui prouve que la friction empêche son accumulation.

Lorsqu'il commence à se déposer, le *calcul* est mou et fragile et d'une couleur jaunâtre-claire, mais il change graduellement en une couleur brune ou noire, et devient très-dur. Il y en a d'une nuance verte chez les jeunes personnes.

Le dépôt du *calcul* existe chez presque tout le monde,

et ne peut pas aisément être évité ; il est chez certaines personnes si faible que la friction ordinaire des dents suffit pour le déplacer, tandis que chez d'autres il est tellement abondant que la plus scrupuleuse propreté ne peut empêcher qu'il ne s'accroisse d'une manière désagréable.

Dans presque tous les cas, ce dépôt est beaucoup influencé par l'état de santé, et en conséquence plus particulièrement par telles circonstances capables d'éviter la sécrétion de la salive ou de changer sa qualité ; ainsi les fièvres de tous genres, les maladies de foie et d'estomac, les rhumes, l'usage du mercure, l'échauffement intérieur, les excès de table, la fumée de tabac, la vie sédentaire pour les personnes habituées à prendre beaucoup d'exercice, tout cela cause des dépôts tartreux. Le tartre vient généralement au collet des dents, se dépose sur les bords des gencives et les détache graduellement des dents ; par son irritation, il produit l'absorption des progrès alvéolaires ; ainsi le tartre mine sourdement et *déchausse* les dents qu'il n'a pas le pouvoir de détruire. Pendant quelque temps l'accumulation du tartre est en lui-même le soutien de la dent ; mais lorsque, par quelque accident, elle est privée de son appui, il faut inévitablement qu'elle tombe.

Il est pénible de perdre les dents saines de cette manière, mais il faut l'attribuer à la négligence, car on peut presque toujours combattre les dépôts de calcul.

L'on trouve quelquefois le tartre en quantité égale à la dent, autour de laquelle il s'est établi. Il est ordinairement très-rude et raboteux, fait éprouver bien du mal et cause l'ulcération de la langue ou des joues. Dans ces cas, la bouche entière est malsaine et l'haleine très affectée par la fétidité de la sécrétion corrompue.

Le seul remède contre le tartre, c'est son enlèvement ;

il doit être fait avec des instruments spéciaux. Tout remède acide étant préjudiciable, le but doit être d'enlever entièrement le tartre sans toucher à l'émail. Si cette opération est faite avec adresse, le malade ne souffrira nullement et se réjouira des effets d'une opération contre laquelle il existe tant de préjugés. Si, par l'inhabilité de l'opérateur, l'émail a été attaqué, le remède est pire que le mal. Lorsque par négligence le calcul s'est accumulé en grande quantité, il devient urgent de le déplacer graduellement, à des intervalles de dix à quinze jours, pour éviter que l'exposition subite du collet des dents ne produise des sensations douloureuses.

Les dents ayant été nettoyées, on doit bien faire attention de prévenir le retour du dépôt tartreux, en faisant usage de dentifrices et de lotions convenables ; alors les gencives reviendront à leur hauteur primitive, et l'absorption dont les alvéoles sont menacées, et, par suite, la perte des dents seront évitées.

DU DÉPOUILLEMENT PROGRESSIF,

OU PERTE DE L'ÉMAIL DES DENTS.

Il serait difficile de trouver un nom exact pour caractériser cette singulière et jusqu'ici inexplicable affection des dents. Je crois que ce fut le célèbre Hunter qui, le premier, lui donna le nom de *dénudation*, mais ce nom ne donne qu'une idée obscure de cette maladie ; cependant je ne saurais en trouver un meilleur. Il n'est pas plus facile de donner une description claire des symptômes particuliers de cette maladie. On l'observe néanmoins généralement sous deux formes. Dans l'un de ces cas, elle attaque seulement l'émail de la surface extérieure des incisives, où l'on aperçoit d'abord une faible dépression longitudinale, qui a l'apparence de cire fondue dont on aurait gratté une petite quantité avant son entier refroidissement. Il est parfaitement doux et lisse comme le reste de l'émail. Dans l'autre cas, la dépression du creux, au lieu d'être longitudinale, est horizontale, et se borne aux incisives, mais s'étend graduellement aux cuspides, aux bicuspides et quelquefois aux dents molaires.

Tant que la maladie ne détruit que l'émail, la dent ne se décolore pas ; mais quand la partie osseuse est mise à découvert, elle change de couleur, quoiqu'elle se conserve encore très long-temps ; dans d'autres circonstances, l'os est tellement déplacé que la membrane se trouve découverte, comme lorsqu'il s'agit de dépérissement, et quelquefois cette dernière maladie est excitée par le dépouillement progressif de l'os qui se trouve ainsi exposé aux causes multipliées d'inflammation extérieure.

Les dents affectées de cette maladie sont généralement tendres et très-sensibles aux variations de la température.

Les causes immédiates et indirectes de cette maladie remarquable restent enveloppées d'incertitude, et il n'est à ma connaissance qu'aucun auteur ait donné le moindre indice sur leur origine. M. Hunter croit que cette maladie est purement inhérente à la dent. M. Fox l'attribue à un certain dissolvant dans la qualité de la salive. M. Thomas Bell croit que ces opinions sont erronées, surtout la dernière, attendu que certaines dents sont plus sujettes à cette affection que d'autres ; cette maladie ne peut pas être produite par le progrès de l'absorption, attendu qu'elle commence invariablement dans l'émail qui est une substance inorganique ; elle n'est pas non plus occasionnée par la friction ou l'usage de dentifrices acidulés, puisqu'elle a lieu dans des cas où aucune de ces causes ne peut avoir opéré. D'ailleurs la friction ne pourrait pas être aussi limitée dans ses effets, et les acides agiraient sur toute la surface de la dent.

Je dois me contenter, ainsi que mes prédécesseurs, de laisser cette question irrésolue et ne point prescrire plus qu'eux les moyens de la prévenir ou de la guérir.

ABCÈS INTÉRIEURS.

L'inflammation active de cette membrane délicate et sensible qui est dans la cavité de la dent est accompagnée d'une vive douleur, produite sans doute par la circonstance dont j'ai déjà fait mention, savoir : la compression de la partie enflammée, qui n'a pas d'espace suffisant pour se distendre à son aise, comme dans les cas ordinaires d'inflammation. Les conséquences de l'action inflammatoire dans une partie ainsi située doivent naturellement être graves ; aussi trouve-t-on que les vaisseaux qui se ramifient sur la membrane de la dent essuient fréquemment l'action de la maladie et provoquent la suppuration ; l'absorption de la substance osseuse s'en suit ; l'orifice à l'extrémité du fourchon s'élargit ; le pus s'introduit dans les cavités alvéolaires, où il produit encore l'absorption ; la gencive qui s'enflamme alors acquiert un caractère spongieux, et livre enfin passage au pus amoncelé.

En conséquence de la mortification de la membrane, la matière purulente ainsi déchargée est extrêmement fétide, circonstance que plusieurs auteurs ont envisagée comme constituant une distinction diagnostique entre les abcès internes et les abcès communs de l'alvéole, maladie dans laquelle la corruption est presque inodore, excepté les cas où la dent est cariée.

A cette époque de la maladie où la mortification de la

membrane commence, la dent prend une couleur foncée, résultat ordinaire de la perte de la vitalité.

Le seul remède à cette affection, lorsqu'elle s'est développée au point de corruption est l'extraction, car si la dent demeure, l'ouverture restera fistuleuse et la matière fétide continue à infecter l'haleine, tandis que les gencives s'ulcèreront excessivement et causeront l'absorption des membranes alvéolaires des dents voisines.

Dans les premières périodes inflammatoires de la maladie, l'usage de la lancette ou l'application de sangsues aux gencives, avec l'aide de lotions astringentes, peuvent réussir à réprimer le mal ; en conséquence, chaque fois que l'on éprouve une douleur aiguë indiquant la présence de l'inflammation, ces moyens doivent être employés sans retard.

SUR LES EXOSTOSES DES FOURCHONS.

Ainsi que les autres os, les racines des dents sont aussi affectées de l'exostose, qui consiste en un dépôt de matière osseuse, dure et compacte, plus ou moins transparente et ressemblant un peu à l'ivoire (1).

Cette affection est lente dans ses progrès, et elle n'est accompagnée d'abord que par une douleur de peu d'importance, de manière que l'existence de la maladie peut, comme cela arrive, rester ignorée pendant long-temps. Elle se déclare rarement dans une dent parfaitement saine, et paraît être occasionnée par une légère inflammation chronique, qui conduit et alimente l'action morbifique des vaisseaux, soit de la membrane de la dent, soit du périoste du fourchon.

Lorsque l'élargissement du fourchon produit une distension correspondante à la cavité par le progrès de l'absorption, la douleur sera naturellement peu considérable ; mais lorsque ce n'est pas le cas, la pression mécanique de la racine doit occasionner non-seulement des tortures violentes au malade, mais encore les autres effets résultant ordinairement de l'irritation, savoir : le gonflement du périoste et la suppuration. L'exostose est

(1) Les artères sont les agents employés à la formation des os ; toute artère du corps peut opérer cette fonction ; ainsi l'ossification se déclare souvent dans des parties où elle ne devrait pas exister et qu'à la fin elle détruit, le cœur, par exemple.

peut-être celle de toutes les affections des dents qui peut donner lieu à ces douleurs terribles que l'on a si souvent prises à tort pour le tic douloureux, et contre lesquelles on a prescrit des remèdes spéciaux qui n'ont produit aucun effet.

Les personnes qui souffriront les angoisses de ces accès nommés *douleurs nerveuses*, feraient bien de faire examiner leurs dents avec un soin scrupuleux et de les faire toucher à plusieurs reprises avec un instrument métallique, afin d'avoir recours à l'extraction qui est le seul remède, s'il y a certitude que ces douleurs sont occasionnées par une cause purement locale.

LÉSIONS MÉCANIQUES DES DENTS.

Dans le chapitre *Dépérissement,* j'ai cité les lésions mécaniques comme une cause fréquente de cette maladie; mais mes observations se bornaient à les attribuer principalement à de petits accidents qui ont lieu, soit en mâchant, soit en faisant un usage impropre des dents. Je vais maintenant examiner les causes bien plus graves, desquelles il résulte des lésions plus étendues occasionnées par un coup ou par une chute, et où, par la nature de la cause, l'effet est ordinairement limité aux dents de devant.

Le résultat commun d'un coup fortement appliqué par une canne, une pierre ou une balle à raquette, etc., ou du choc des dents contre un corps dur lorsqu'on tombe, cause une fracture de l'émail, d'une étendue plus ou moins grande; mais lorsque les dents sont frappées avec beaucoup de violence, elles sont quelquefois ébranlées, cassées par moitié, ou totalement brisées, et dans certains cas les fourchons sont enfoncés par le coup dans la substance osseuse alvéolaire.

Lorsque l'émail d'une dent saine est fracturé, la partie attaquée devrait être limée légèrement, et, si l'os n'est pas dépouillé, la lésion peut probablement ne pas s'étendre plus loin ; mais lorsque l'os a été mis à découvert, il est sujet à dépérir par les causes communes d'inflammation externe déjà mentionnées ; il peut néanmoins rester dans le même état pendant plusieurs années, sans autre inconvénient qu'une sensibilité au toucher ou au contact des liquides trop chauds ou trop froids, qui est accompagnée d'une légère décoloration. Dans quelques cas de cette nature, un dépôt osseux a eu lieu dans la cavité pour remédier au déficit externe et fournir la protection nécessaire aux vaisseaux de la dent.

Lorsque l'os est fracturé au point d'exposer la membrane de la dent, l'inflammation se déclarera, la dent deviendra tellement sensible que le toucher de la langue lui sera insupportable, et, si on ne l'arrache pas, l'inflammation s'étendra très-rapidement à la racine et à la cavité alvéolaire.

Quand une dent a été ébranlée par un accident, elle se raffermit quelquefois et continue d'être aussi utile qu'auparavant; mais si les vaisseaux ont été rupturés, et que la dent soit ainsi privée de vitalité, elle prendra graduellement une nuance bleuâtre et quelquefois une couleur plus foncée.

Lorsque le coup est d'une violence si forte que la dent est entièrement sortie de son alvéole sans que celle-ci ait été lésée, on peut la replacer en la liant aux dents voisines, avec l'espoir qu'elle reprendra sa stabilité; mais lorsque le processus alvéolaire est fracturé, l'inflammation se déclarera probablement, et il deviendra nécessaire à la fin d'arracher la dent.

Les lésions accidentelles des dents devraient être immédiatement soignées par un dentiste ; car elles affectent, pour la plupart, les dents qui sont le plus essentiellement nécessaires, tant à l'articulation qu'à l'ornement de la bouche. Il est nécessaire, dans les cas de blessures ou de meurtrissures, de prévenir l'inflammation par des remèdes convenables.

Je ne crois pas nécessaire de faire observer que les

lésions de ce genre aux dents temporaires sont comparativement de peu d'importance, attendu que le mal est réparé par les dents permanentes ; lorsqu'une de ces dernières est perdue par une jeune personne, la brèche est généralement remplie par l'augmentation de croissance des dents voisines qui, dans de pareilles circonstances, ont une tendance à se rapprocher l'une de l'autre.

MALADIES DES GENCIVES

ET DU PRINCIPE ALVÉOLAIRE.

J'ai déjà décrit les gencives comme une substance vasculaire sémi-cartilagineuse , possédant dans l'état sain très peu de sensibilité. Nous voyons en effet que la friction de substances dures et rabotteuses pendant la mastication ne fait éprouver aucune douleur, et que chez les personnes âgées les gencives remplissent les fonctions des dents. Dans les maladies, quelle qu'en soit la légèreté, le cas est tout différent. Une gencive enflammée est extrêmement sensible : l'enfant refusera le sein, et l'adulte se restreindra à vivre de bouillie plutôt que de courir le risque de les irriter.

Les gencives sont, de plus, très-aisément dérangées, car la maladie purement et véritablement anglaise (*le rhume*), est suffisante pour les rendre mollasses, tendres et spongieuses.

Entre les dents et les alvéoles qui les enveloppent, il y a toujours une connexion intime, et une telle sympathie a lieu entre elles, en cas de maladie, que nous trouvons rarement une dent affectée pendant long-temps ou d'une manière grave, sans que les autres ne participent plus ou moins aux effets de la maladie.

Une des affections les plus communes de la bouche est celle que l'on nomme *épulie de la gencive* ; mais je la crois mal nommée, parce que la gencive n'est seulement attaquée que d'une manière secondaire, et je veux imiter un auteur habile, déjà mentionné, en la nommant :

ABCÈS ALVÉOLAIRE.

Cette maladie a son origine dans l'alvéole, et elle est la conséquence de l'inflammation du périoste du fourchon de la dent. Les dents dont la racine est ainsi affectée sont généralement dans un état de carie ; quelquefois la couronne a entièrement disparu, et les fourchons totalement gâtés agissent comme un corps étranger sans vie sur les parties environnantes et demandent un effort de la nature pour les expulser. De temps à autre, cependant, l'action inflammatoire se déclare dans une dent qui était saine auparavant, et est accompagnée de maux de dents. Cela peut aussi arriver par des lésions mécaniques, et j'ai connu des cas où des personnes étaient particulièrement sujettes à cette affection par le moindre rhume. J'ai connu une jeune dame qui n'avait qu'une seule dent cariée, ce qui n'était pas seulement de constitution, mais héréditaire , car elle me dit que son père (qui n'avait jamais changé ses premières dents) , était comme elle tourmenté par l'épulie des gencives.

Quelle que soit la cause éloignée de cette maladie, elle est la conséquence immédiate de l'inflammation qui se termine par la suppuration. Lorsque la matière est ainsi formée dans les cavités alvéolaires, la dent devient extrêmement douloureuse, elle s'ébranle et est un peu soulevée par l'enflure du périoste de l'alvéole ; les gencives deviennent rouges, se gonflent et deviennent le siége de battements douloureux ; les joues participent à la maladie et se trouvent au moins tuméfiées.

La matière est renfermée dans un sac qui entoure l'extrémité du fourchon, et qui, par sa pression contre l'alvéole, excite le progrès de l'ulcération par laquelle d'abord une partie de l'alvéole est déplacée, et ensuite la gencive au-dessus du fourchon de la dent ; puis il se forme une ouverture pour que le pus s'échappe.

Dans quelques cas, l'inflammation tombe aussitôt que le pus est évacué, mais il reste généralement une ouverture fistuleuse, d'où il sort presque constamment de la matière, et l'extraction de la dent malade est le seul remède efficace.

D'autres fois, le progrès d'ulcération continue pendant très long-temps, et produit soit du mal aux joues, qui seront inévitablement défigurées par une cicatrice scrofuleuse, ou bien il prend une autre route et promène ses ravages terribles sur les alvéoles, sur le palais et même sur les os maxillaires, où il n'est pas rare que la nécrose se déclare.

Plusieurs cas doivent se présenter dans la pratique du dentiste où, soit par la négligence de l'abcès alvéolaire, soit par la répugnance invincible qu'a le malade contre l'extraction, le mal s'étend au point de faire perdre plusieurs dents et quelquefois une partie de l'os de la mâchoire ; dans ce dernier cas, le progrès lent de l'exfoliation se déclare et le patient reste dans un état de malaise et de dégoût, en se trouvant sous le coup d'une hideuse et incessante décharge de matières fétides.

Telles sont souvent les conséquences de la maladie en question. Il est donc urgent d'employer des moyens actifs, afin de la combattre dès son apparition.

Les moyens de guérison sont les mêmes que pour les autres cas d'abcès. Pendant le progrès de l'inflammation, des saignées locales, des sangsues, une diète sévère et des remèdes salins, diaphorétiques et rafraîchissants, parviendront souvent à réprimer la maladie et à empêcher la formation de la corruption ; mais lorsque l'abcès a lieu par l'irritation d'une racine morte ou d'une dent presque gâtée, le succès est moins probable que lorsque la dent est peu ou seulement affectée par la carie ou quand l'action inflammatoire a été causée par la violence.

Dans le processus suppuratif, la formation de la matière peut être favorisée par des fomentations et l'enflure percée afin de la faire écouler le plus tôt possible. Quelques auteurs prescrivent l'application de lotions froides à la figure (en même temps que l'on fomente la bouche), pour empêcher que l'abcès ne crève extérieurement.

Il faut avouer cependant que ces moyens sont, pour la plupart, des palliatifs, et aussi long-temps que l'on conserve la dent qui occasionne la maladie, l'on doit s'attendre à ce qu'elle reparaisse de temps en temps ; il devient donc urgent d'avoir recours à l'extraction, mais plus particulièrement si la dent est gâtée, sensible au toucher ou ébranlée dans l'alvéole.

L'extraction effectue généralement la guérison rapide de l'abcès, elle est néanmoins souvent tardive chez les personnes qui ont des écrouelles ou qui ont une mauvaise santé. Dans certaines constitutions, l'abcès prend un caractère de malignité ; dans ce cas, ainsi que dans celui de tumeurs diverses qui proviennent de l'irritation des dents, mais doivent leur caractère particulier à des causes internes, la guérison devient du ressort du chirurgien.

GONFLEMENT ET RAMOLLISSEMENT

DES GENCIVES.

Cette affection, vulgairement nommée *scorbut*, est très-fréquente; elle est caractérisée par une rougeur excessive des gencives, une enflure extrême des vaisseaux et une tendance extrême à saigner au moindre attouchement.

C'est la première et la plus simple forme d'une maladie qui est probablement excitée, dans la plupart des cas, par une irritabilité morbide de l'estomac ou par quelqu'affection constitutive, comme la fièvre, ou bien encore par une tendance scrofuleuse ou cachectique. L'excès de l'usage du mercure manque rarement de la produire tôt ou tard.

Lorsque les premiers symptômes que j'ai décrits sont négligés, les gencives deviennent graduellement molles et spongieuses à tel point que la mastication de substances dures devient très-difficile. Selon que l'ulcération siége dans le périoste de l'alvéole ou du fourchon, une matière exsude en petite quantité du collet des dents, qui sont soudainement déchaussées par la rétraction des gencives. Ce processus alvéolaire participe après à l'irritation, et devenant à la fin totalement absorbé, on voit les fourchons des dents se dépouiller, se noircir et présenter un aspect fort désagréable. Enfin, privées de tout support, les dents tombent les unes après les autres et laissent souvent des personnes à la fleur de leur âge presque sans dents.

C'est un fait remarquable que l'absorption ne fasse pas des progrès aussi rapides dans les gencives que dans l'alvéole, au point d'exposer l'os de cette dernière. Chaque fois que la gencive se recule d'une dent, l'alvéole se déplace en proportion, ou plus même, et la dent reste à nu.

Comme je l'ai déjà dit du *calcul salivaire*, qui produit des résultats semblables, cette maladie paraît être presqu'universelle, car peu de personnes en sont exemptes dans le cours de leur vie.

Quand elle est soignée d'abord, on la dompte aisément, et les scarifications avec la lancette et les lotions astringentes, telles que les infusions de myrrhe et de quinquina, ou une solution d'alun, la feront disparaître promptement. Si les gencives sont devenues spongieuses et saignantes, les sangsues peuvent être d'une grande efficacité en ce qu'elles tirent une plus grande quantité de sang ; on peut encore répéter les scarifications par intervalles et avoir soin, afin de les rendre efficaces, d'inciser assez profondément.

La meilleure méthode est peut-être de passer une lancette ordinaire entre les dents tout-à-fait au fond des sections qui traversent les parties alvéolaires. Je suis d'accord avec quelques praticiens qui croient à la nécessité de faire les incisions longitudinales, parce qu'autrement les gencives, en guérissant, pourraient s'éloigner du collet des dents.

Dans les cas rebelles où il y a une forte tendance à l'ulcération et que la maladie menace d'être rapidement destructive, l'on doit employer des moyens plus puissants : une solution de nitrate d'argent doit être appliquée avec un pinceau aux bords des gencives, ou bien employée en forme de lotion (suffisamment étendue), ce qui produira généralement des résultats efficaces.

ABSORPTION DES RUDIMENTS ALVÉOLAIRES.

Les alvéoles étant liées d'un côté avec les dents, et de l'autre avec les gencives, il n'est pas surprenant qu'on les trouve sympathiquement affectées dans toutes les maladies de ces parties.

Leur fonction absorbante qui, comme on l'a déjà dit, remplit une fonction si importante en faisant disparaître les fourchons des dents temporaires, paraît conserver toute la vie un degré d'excitation peu commune, et est appelée à subir l'action inflammatoire, soit des dents, soit des gencives. Chaque fois que les dents se remuent, quelle qu'en soit la cause, les alvéoles s'absorbent complètement. Ainsi, chez les personnes âgées qui ont perdu toutes leurs dents, les alvéoles ont entièrement disparu. La perte de cette substance occasionne l'affaissement des os maxillaires, le haut de la bouche s'aplatit, et le menton étant soulevé par les muscles de la mâchoire inférieure, la figure se raccourcit d'à peu près deux pouces, de là les rides qui annoncent l'âge avancé.

L'absorption des alvéoles se déclare quelquefois comme une affection idiopathique, les dents étant saines et les gencives restant exemptes des symptômes décrits au chapitre *Scorbut*. Comme cette maladie se montre ordinairement à l'âge de 40 à 50 ans, et n'est en définitive autre chose que la même cause par laquelle les dents sont naturellement déplacées dans un âge avancé, quel-

6

ques auteurs l'envisagent seulement comme le premier pas vers le dépérissement général.

Je suis disposé à croire que cette opinion est juste, en général; mais quand cela a lieu chez de jeunes personnes, nous devons l'envisager comme une véritable maladie qui doit son origine à de certaines idyosyncrasies constitutives, ou à quelques causes éloignées d'irritation. Dans quelques cas les ravages de cette maladie se bornent à une ou deux dents ; dans d'autres, elle s'étend sur celles d'une mâchoire ou de toutes les deux.

Pendant que l'absorption du processus alvéolaire s'avance, les gencives participent à la maladie et s'éloignent des dents. Elles prennent l'aspect enflé et malsain mentionné dans le dernier chapitre, et la maladie devient entièrement semblable au *scorbut*.

En tout cas, le traitement qui a été recommandé dans le dernier chapitre est également applicable à cette maladie. Là où les dents sont ébranlées, on doit avoir recours aux moyens mécaniques habituels pour les rendre fermes et propres au service.

EXOSTOSE ALVÉOLAIRE.

Ce titre paraîtra peut-être inapplicable à cette affection, qui consiste en un dépôt de matières osseuses dans la cavité alvéolaire, par laquelle la dent est jetée hors de sa position naturelle et quelquefois entièrement expulsée.

Les dents les plus susceptibles d'être ainsi déplacées sont les incisives et notamment celles de la mâchoire supérieure ; assez généralement il n'y a qu'une dent affectée à la fois.

Par suite de l'influence morbide des artères qui alimentent le périoste de la cavité, une formation d'os a lieu, tantôt au fond de l'alvéole, tantôt sur un des côtés ; dans le premier cas, la dent s'allonge ; dans l'autre, elle est lancée de côté ou d'autre, selon la situation du dépôt ; de temps à autre le principe alvéolaire s'élargit par l'exostose, et les dents sont tellement séparées que cela produit une brêche répugnante.

Toutes ces affections occasionnent une difformité de la bouche, elles sont difficiles à vaincre, et il en résulte invariablement la perte des dents, car pendant que la formation d'os a lieu dans l'alvéole, les fourchons se déplacent par l'absorption qui se déclare à la suite de l'irritation.

Il n'est pas rare, lorsque le dépôt osseux se forme dans les alvéoles, que le délicat *foramen* par lequel passent les vaisseaux de la dent se referme ; alors la dent perd sa vitalité, devient noire, et il peut survenir des abcès et autres accidents aux parties environnantes.

DES EFFETS DU PTYALISME

SUR LES DENTS ET LES GENCIVES.

Dans mes précédentes explications, j'ai eu occasion de faire allusion plusieurs fois aux effets funestes du mercure, lorsqu'il est administré en assez grande quantité pour affecter la constitution.

Les circonstances qui accompagnent invariablement l'usage de ce médicament, d'une si grande puissance, sont telles qu'elles amènent une foule de maladies des dents et des gencives ; ces parties sont tellement affectées par son action particulière, qu'elles servent pour ainsi dire de mesure à son action sur le malade.

Aussitôt que le système est affecté, la sécrétion de la salive est tellement abondante que les gencives deviennent gonflées et douloureuses, et l'haleine fétide. Cela s'appelle ptyalisme ou salivation.

Si l'action mercurielle est continuée, tous ces symptômes deviennent extrêmement prononcés, la salive s'écoule sans cesse de la bouche, les gencives s'enflent, recouvrent l'extrémité des dents, et elles se trouvent même ébranlées par l'enflure du périoste alvéolaire ; elles deviennent tellement tendres que la mastication est impossible, et dans ces cas graves chaque dent souffre, et les mâchoires sont affectées par une douleur d'un caractère rhumatismal.

Une des conséquences les plus remarquables de l'usage du mercure est, qu'il suffit à certaines constitutions d'en prendre une seule dose pour produire les symptômes décisifs, quoique légers, du ptyalisme. Deux grains de mercure doux, combinés avec trois de poudre antimoniale, prescrits pour une jeune dame dans une attaque d'ophthalmie, ont occasionné (le fait est notoire), en une seule nuit, une douleur générale des gencives et une haleine fétide ; dans d'autres cas, huit grains combinés avec de l'opium, pris journellement pendant dix jours, n'ont pas même produit cet effet.

Si à l'action de ce remède puissant nous ajoutons la prostration de forces qui l'accompagnent et le dérangement biliaire qui suit son usage, il sera facile de se rendre compte des ravages qu'il occasionne.

Le mercure opère une action spécifique sur le système absorbant, et dans quelques cas d'ophthalmie on l'administre quelquefois en grande quantité, avec la seule intention de faire agir vigoureusement les absorbants de l'œil.

Maintenant que nous avons vu que les vaisseaux absorbants correspondant au principe alvéolaire sont extrêmement actifs et aisément excités, il est évident qu'ils doivent être influencés par l'effet du mercure ; on comprendra donc aisément comment il provoque la perte prématurée des dents par l'absorption des principes alvéolaires.

Quelquefois les dents tombent pendant l'usage du mercure, et quelquefois aussi le mal s'étend jusqu'à l'ulcération de la bouche entière, en joignant et en contractant les parties, au point d'empêcher le malade de prendre une quantité suffisante de nourriture. D'autres fois encore, la gangrène des alvéoles et des os maxillaires se déclare d'une manière effrayante.

Dans les cas ordinaires, cependant, les symptômes qui accompagnent le ptyalisme sont tels que je les ai décrits d'abord, et ceux-là diminuent bientôt après qu'on cesse de prendre le mercure; les gencives reprennent leur niveau ordinaire, les dents deviennent aussi fermes qu'auparavant, et ne laissent aucune trace visible de l'excitation mercurielle. Il y a néanmoins à craindre que ses conséquences reparaissent tôt ou tard. J'ai quelquefois observé que les gencives s'affaissent beaucoup plus qu'elles ne le devraient, laissant le collet des dents à découvert, et ces dernières sont quelquefois la proie du *calculus* salivaire.

Chez les personnes qui ont subi plusieurs traitements mercuriels, j'ai remarqué un dépérissement général des gencives, le tartre aux dents de devant et les molaires affectées par la carie au nombre de trois ou quatre ; les couronnes disparaissent par miettes, graduellement, sans douleur. Dans l'un de ces cas l'individu n'avait jamais éprouvé de maux de dents, excepté pendant qu'il prenait son médicament.

Il n'est guère possible de porter remède au mauvais effet du mercure sur la bouche, tant que son action agit sur le système entier. Des lotions astringentes apporteront quelque soulagement, mais on doit les employer avec prudence, parce qu'il est urgent de surveiller l'état de la bouche comme le meilleur guide de l'effet général du mercure.

Après que son action spécifique a cessé, si les gencives restent encore enflées, l'on peut se servir de la lancette, et l'état de la bouche demande alors des soins redoublés pour empêcher, autant que possible, le résultat de maux probables, non-seulement par l'action augmentée du système absorbant causé par le mercure, mais encore par la nécessité forcée où l'on se trouve de ne point avoir soin des dents.

DÉFECTUOSITÉ DU PALAIS.

Les défectuosités naturelles se présentent souvent dans la structure du palais.

Le cas le plus commun de mauvaise conformation est lorsque l'os du palais est par trop arqué, ce qui néanmoins n'occasionne aucun autre inconvénient, si ce n'est une dureté dans la voix chantante. Quelquefois il y a une fissure dans la structure osseuse du palais ; d'autres fois le voile du palais est défectueux, souvent les deux défauts sont réunis. Dans ces cas l'articulation n'est pas parfaite, et un malaise se fait sentir dans la cavité du nerf en avalant. Les imperfections de l'*os palati* sont fréquemment une conséquence de quelqu'affection des gencives et du principe alvéolaire, ou des symptômes secondaires de la syphilis ; cette dernière attaque souvent les os.

L'extension du dégat varie selon les causes qui l'ont produit.

Quelquefois il y a une exfoliation considérable du palais, suivie de la perte de plusieurs dents de devant avec leur case alvéolaire. D'autres fois il n'y a perte que de la substance de l'os du palais, par la carie, qui occasionne une fissure d'une extension plus ou moins grande.

Pour remédier à ces défauts naturels ou accidentels, il faut le secours du dentiste, et tels ont été les perfectionnements, dans ces derniers temps, dans la branche de l'art des dents, qu'il existe peu de cas de ce genre auxquels il ne soit possible de remédier avec succès.

Cependant, quand le voile du palais est défectueux ou perdu, il y a beaucoup de difficultés à traiter ce mal, en raison de l'extrême irritabilité des parties avec lesquelles il a connexion ; quelquefois même c'est impossible.

OBSERVATIONS SUR L'IMPORTANCE DES DENTS.

Nous occuper de l'utilité des dents comme besoin ou comme ornement est inutile, mais il y a beaucoup de personnes qui ne veulent pas prendre la peine de réfléchir sur ce sujet et qui le traitent avec une impardonnable légèreté.

La mastication est le principe de la digestion, qui ne se fait jamais convenablement si la mastication n'a pas été normale. On suppose à tort qu'il suffit de bien hâcher la nourriture et que la mastication artificielle peut suppléer aux dents.

Par le mouvement des os maxillaires dans la trituration de la nourriture, les glandes salivaires sont comprimées, et la salive étant poussée en avant par les conduits amalgame la nourriture qui est tournée et retournée par la langue jusqu'à ce que toutes les parties d'une bouchée soient imprégnées de salive ; alors, et pas avant, elle est convenablement préparée pour la déglutition.

Cette préparation est tellement essentielle, que sa négligence suffit pour produire la dyspepsie. Aussi ceux qui mâchent bien digèrent leurs repas beaucoup mieux que ceux qui ont l'habitude de manger trop vite.

Les personnes attaquées de dyspepsie trouvent que les soupes, les ragoûts et les hachis sont moins digestifs que la nourriture ordinaire et solide. Je crois que la raison principale est que les premiers aliments ne demandent que très-peu de mastication et n'excitent pas assez la sécrétion de la salive.

Il n'est pas nécessaire que je m'étende longuement sur le nombre infini de maux, qui peuvent devoir leur origine à une mastication imparfaite. Il suffit de savoir que les dents artificielles sont faites maintenant avec un tel degré de perfection, qu'elles remplissent cette fonction d'une manière complète, qu'elles ne diffèrent presque pas des dents naturelles, et que l'on peut aisément en faire usage.

L'autre point de vue sous lequel nous devons considérer l'importance des dents, est leur rapport avec cette grande prérogative de l'homme : *le don de la parole.* Les dents sont absolument nécessaires à une articulation parfaite, et sont de la plus grande importance pour la modulation de la voix ; leur conservation est en conséquence essentielle à tous ceux qui ne se retirent pas entièrement du monde, car il n'y a rien de plus désagréable que ce bredouillement, qui rend la conversation pénible et la prive de la moitié de son charme.

Pour les orateurs, pour les acteurs, les dents réelles ou artificielles sont d'une nécessité absolue ; sans elles les grâces de l'éloquence sont perdues, et la puissance oratoire est beaucoup diminuée.

Il n'y a personne qui, aimant une articulation correcte et une narration claire et sachant l'effet que la perte des dents a sur la voix, hésitât à appeler à son secours l'assistance de l'art. Il serait bien à désirer qu'avant tout ces vérités amènent chacun à avoir pour ses dents les soins nécessaires.

La beauté des dents sera toujours considérée hautement ; aucune régularité de traits, aucune couleur fraîche et vermeille, aucuns yeux étincelants, aucune tresse blonde ou noire, ne peuvent rendre une femme jolie, si, lorsqu'elle ouvre les lèvres (fussent-elles de corail), on aperçoit un râtelier de dents irrégulières ou décolorées ; au contraire, des traits ordinaires et un teint jaunâtre sont embellis et deviennent agréables par un râtelier de belles dents. Une grande bouche, mal formée, ne s'apercevra pas si elle contient des dents égales et bien blanches. De belles dents, bien soignées, sont un dédommagement de l'absence d'autres attraits.

Le nègre africain devient même un objet d'intérêt que l'on contemple, quand en souriant il découvre à notre vue une rangée parfaite de belles dents blanches comme ressortant de sa peau d'ébène.

D'un autre côté, les effets du dépérissement, l'accumulation du tartre, la noirceur et les fourchons dépouillés, et la mauvaise haleine qui accompagne ordinairement les mauvaises dents, seront toujours et malsains et désagréables.

Les dents blanches et régulières, dégagées de toutes matières étrangères, sont un ornement pour les deux sexes. Les personnes qui ne possèdent pas cet avantage naturel devraient chercher à remédier à temps à cette imperfection par une grande propreté et par l'assistance de l'art, qui suppléeront aux défauts de la nature, afin que leurs dents, si elles ne sont pas un objet agréable, ne deviennent pas un objet répugnant.

AVIS POUR LA PRÉSERVATION DES DENTS.

Dans les précédentes pages, j'ai cherché à démontrer que la *négligence* est une et peut-être la principale des causes du dépérissement aussi bien que de la plupart des maladies auxquelles les dents sont sujettes.

En traitant de ces maladies, sous leurs catégories respectives, j'ai expliqué les moyens de guérison et les préservatifs applicables à chacune d'elles, mais je crois nécessaire et utile à mes lecteurs de récapituler ici les avis que j'ai donnés :

1° Ayez grand soin de l'état général de votre santé en vous tenant le ventre libre (1).

2° Nettoyez vos dents avec une brosse douce et de l'eau tiède, le matin, le soir et après-dîner ; brossez-les horizontalement et verticalement.

3° Ayez trois brosses à dents ; une de forme ordinaire,

(1) La plus simple et la meilleure méthode pour atteindre ce but très-important, est de faire usage de lavements d'eau tiède. Cette observation est applicable plus particulièrement aux personnes habituellement constipées qui, étant obligées constamment d'avoir recours à l'art, sont sujettes à léser leur estomac en prenant des médecines dégoûtantes et des drogues irritantes, et par là aggravent leur maladie. Heureusement que le préjugé particulier des Anglais contre l'usage des lavements s'est enfin dissipé, et aujourd'hui on se sert avec succès d'une foule d'instruments utiles. Le plus simple est le *Clysmaduct*, inventé à Londres par M. Jukes. Le public doit lui savoir gré de ses efforts pour vaincre les scrupules qui, naguère, s'élevaient contre l'emploi d'un remède universel sur le continent, où en effet la dyspepsie est bien moins connue qu'en Angleterre.

bien adaptée à la grosseur de vos dents, afin d'éviter la friction des gencives ; une seconde avec les crins placés aux angles droits et le manche un peu courbé en dedans pour nettoyer l'intérieur des dents ; une troisième en crins plus durs et de diverses longueurs, comme les brosses modernes pour les cheveux, afin de déplacer les plus petites parcelles de la nourriture d'entre les dents, ou tous dépôts salivaires qui pourraient s'y être attachés. Les deux premières sont pour l'usage journalier, la dernière, comme disent les médecins, *pro re nata.*

4° Employer deux ou trois fois par semaine un dentifrice innocent.

5° En prenant médecine, usez d'une cuillère adaptée à cet usage, sinon rincez-vous la bouche immédiatement après avec de l'eau pure et essuyez-vous les dents soigneusement avec une serviette. Un peu de *magnésie* ou de soude ajoutée à l'eau empêchera d'une manière efficace que l'acide fasse le moindre dégât.

6° Examiner souvent les dents à l'aide d'un miroir à bouche ; ou, ce qui est mieux, rendez des visites périodiques au dentiste (1).

7° Eviter toutes causes de lésions mécaniques de l'émail, dont j'ai fait mention dans le chapitre des caries.

8° Employer le cure-dents le plus rarement possible et avec beaucoup de précaution. Prenez de préférence une plume très-mince, mais point d'or ou d'argent ; la brosse à dent déjà décrite est préférable à toute autre chose.

9° Si les dents sont douloureuses ou ébranlées, si les gencives sont gonflées ou s'éloignent des dents, s'il y a

(1) Cette habitude est devenue très-ordinaire parmi la haute classe et dans les pensionnats de premier ordre.

du tartre formé ou si vous découvrez des traces de caries, ayez recours sans délai aux gens de l'art.

10° N'ayez jamais recours à l'extraction que comme une dernière ressource.

11° Lorsqu'une dent est tombée ou arrachée, remplacez-la par une dent artificielle afin de préserver celles environnantes.

12° Souvenez-vous qu'il y a trois périodes dans la vie où les dents demandent un soin plus qu'ordinaire ; savoir : pendant la première dentition, pendant que les dents temporaires sont sur le point de tomber et que les dents adultes percent, et dans le cours ordinaire des choses, quand le dépérissement et l'absorption commencent ; enfin n'oubliez pas que les mêmes observations s'appliquent à toutes les circonstances où la santé des dents se trouve compromise.

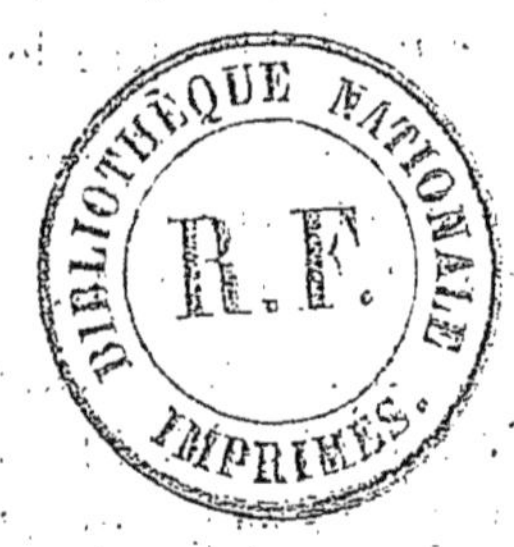

FIN.

Douai. — Adam d'Aubers, impr.

TABLE

DES MATIÈRES CONTENUES DANS CE VOLUME.

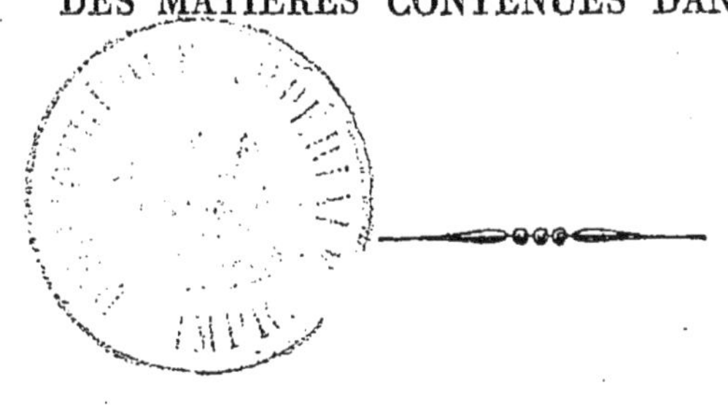

Historique de la chirurgie dentaire 1
De la structure générale des dents, alvéoles et gencives . . 17
Nombre et formation des dents. 21
Formation de l'émail 24
La première dentition. 25
Formation du ratelier permanent. 27
Seconde dentition ou changement des dents temporaires en dents permanentes 31
Des maladies pendant la dentition 35
Irrégularités des dents 38
Maladies des dents, — Dents cariées et gâtées 41
Odontalgie 54
Sur le dépôt calcaire nommé tartre 62
Du dépouillement progressif, ou perte de l'émail des dents . 65
Abcès intérieurs 67
Sur les exostoses des fourchons 69
Lésions mécaniques des dents 71
Maladies des gencives et du principe alvéolaire 74
Abcès alvéolaire 75
Gonflement et ramollissement des gencives 78
Absorption des rudiments alvéolaires 81
Exostose alvéolaire 83
Des effets du ptyalisme sur les dents et les gencives . . . 84
Défectuosités du palais 87
Observations sur l'importance des dents 89
Avis sur la préservation des dents 92

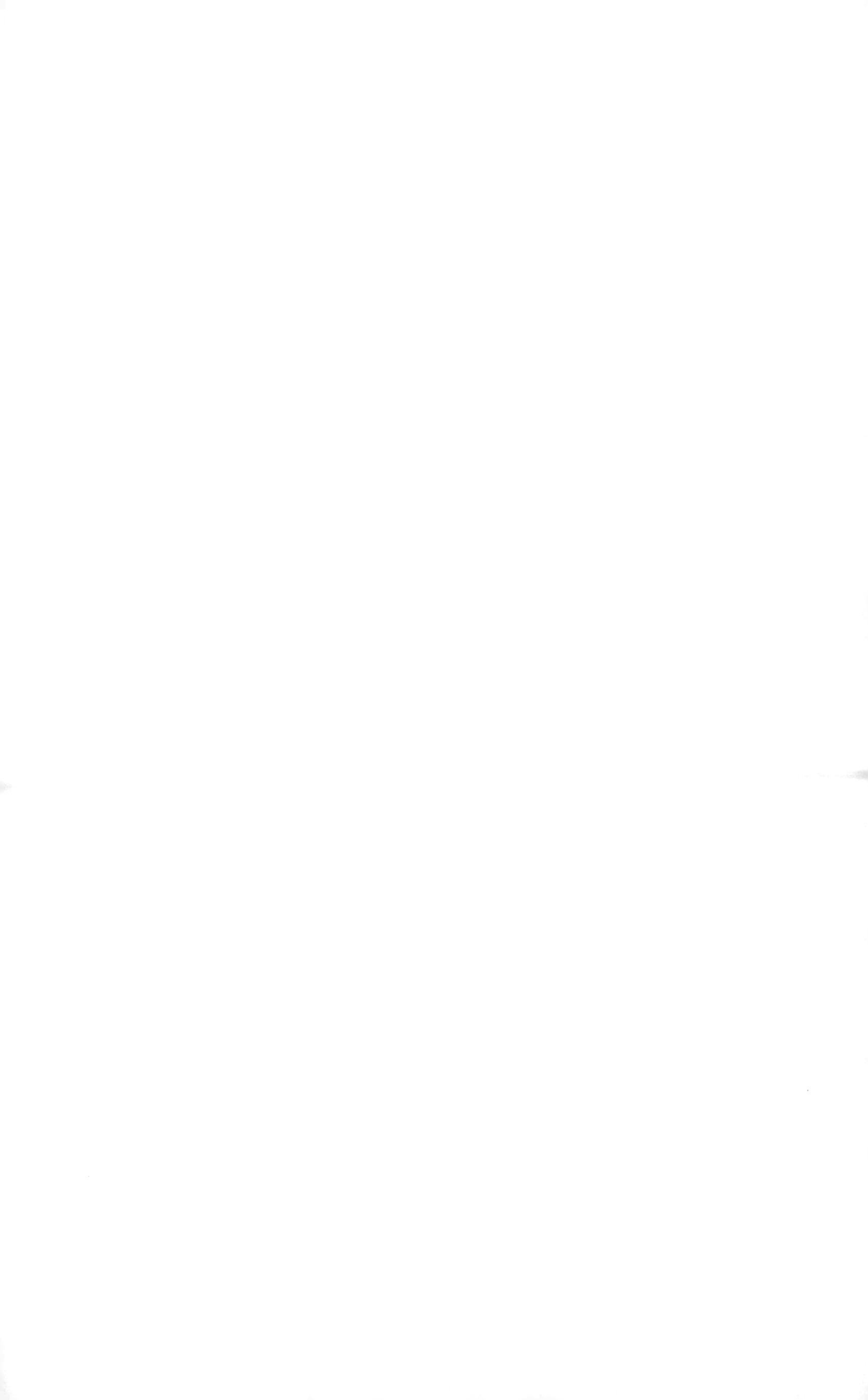

www.ingramcontent.com/pod-product-compliance
Ingram Content Group UK Ltd.
Pitfield, Milton Keynes, MK11 3LW, UK
UKHW020255220726
13923UKWH00002B/937

9 782019 291686